不調が消えて、身体が整う

セルフケア大全

身体均整師
小柳弐魄

大和書房

はじめに

セルフケアで、自分の身体と「もっと仲良くなる」ための本

「なんとなく調子が悪いときが多い……」

「別に、病院に行くほどでもないんだけど……」

そんな、ぼんやりとした不調があなたにはありませんか？

慢性的な肩こりとか頭痛とか、腰痛、便秘がち、腱鞘炎《けんしょうえん》になりやすい、花粉症。もしくは、気にしがちなところや、落ち込みやすい性格とか……。

「この不調は、どうしようもない」

そう思って、あきらめるのは、ちょっとお待ちください。

申し遅れました。はじめまして、小柳弐魄《にはく》と申します。

私は身体均整師（整体師のようなものと捉えてください。くわしくは18ページから後述します）として、日々、自分の施術院に来る、不調を抱えたお客様たちを治療したり、後身の

施術家たちの指導に携わっています。

私はこれまで、のべ約1万5000人のお客様を癒してきたほか、のべ1万人以上のプロの整体師や身体均整師を指導してきました。

不調や痛みは、決してあなたの敵ではない

私たちは普段の生活の中で、不調や痛みを経験することがあります。例えば頭が痛くなると、気分も憂うつになり、何もやる気が起きなくなったりします。

でも、決して痛みや不調を怖がりすぎないでください。怖がりすぎると、痛みや不調は増幅し、かえって悪化させてしまいます。

お客様を見ていると、自分の身体を、〝憎んでいる〟人って、意外にたくさんいらっしゃるんです。たとえば、私がはじめてのお客様を問診していると、

「ここが！　ここが痛くて！」

と、ご自身の身体を忌々《いまいま》しそうに叩く人がいたりします。

そういう人はやっぱり、痛みから解放されにくい。そのお気持ちもよくわかるんだけ

ど、その〝憎しみ〟はかえって、身体の不調をこじらせる原因になっていたりする。なぜなら、**私たちの心と身体は、密接につながっている**からです。

私がこの本で伝えたいのは、**痛みや不調は自分の身体を見つめ直し、もっと仲良くなるための「きっかけ」であり「ヒント」である**ということです。自分の身体と仲良くなることは、まさに「いいこと」づくめです。たとえば……、

- **健康になる**
- **毎日に充実感が生まれる**
- **自分に優しくなれるから、他人にも優しくなれる**
- **精神が安定する**
- **「自分という存在」への違和感が消える**

どうですか？　ちょっと興味がわいてきませんか？

思わず「普段は口にしない本音」がこぼれるとき

とはいえ、最後のものは、ちょっと難しかったかもしれません。「自分という存在」への

違和感が消えるとは、具体的にどういうことか？　例として、長いお付き合いだったので思い出深い、ある高齢女性のお客様の話をしましょう。

この方は、私が施術することで身体がゆるみ、整ってくると、思わず普段は口にしない本音が出てくるんです。それがなぜか決まって、亡くなった旦那さんの悪口。なぜかなあ、もう亡くなって久しいのだから、ストレッサー（ストレスの原因となる人やもののこと）でもないだろうに、と不思議に思っていたんですが、彼女が、あるとき、ぽつりと、

「私はこれまで何十年も、家族のために犠牲になって生きてきたの。これからは自分のために生きて、自分のためにお金も使いたい」

そうおっしゃったのが、印象的でした。そして、「そうか、だから身体がゆるむと旦那さんの悪口が出るんだ……」ということ、そしてこまめに私の施術を受けにやっていらっしゃる理由が、やっとわかったのでした。

心身の不調は、「もっと○○な自分」への片道チケット

私たちは、不調が消えて自分の身体が整うと、なぜか素直になれるみたいです。

自分に嘘がないから、自分の本心といつもズレや違和感がない。いつも自然体でいられる。

そんな「ズレのない人」って、調和がとれていてとても魅力的です。それは、ご本人も、生きるのがラクだからなのでしょう。

身体や心の不調は、そんな「生きるのがラク」な自分へ近づくための片道チケットなのかもしれません。**そう捉えてみると、あなたの悩みの種だった不調（頭痛とか腰痛とか）が、ちょっと愛おしく思えてきた**のではないでしょうか。

本書は、「頭痛」「不眠症」「疲れやすさ」「冷え性」「花粉症」「風邪の引きはじめ」「イライラした怒りがおさえられないとき」など、具体的でよくある身体や心の不調と、それを解消するためのセルフケアを70個、ご紹介していきます。

セルフケアのいいところは、ご自身の身体に目を向けたり実際に触れたりする機会が増えること。ただそれだけでも、身体との、引いては自分自身との関係が変わってきますよ。

本書が、あなたにとって、ご自身の身体との会話のきっかけとなり、自分自身ともっと仲良くなるための入門書となれば幸いです。

身体均整師　小柳弐魄

もくじ

はじめに

セルフケアで、自分の身体と「もっと仲良くなる」ための本 —— 2

プロローグ

自分で「身体を整える」時代がやってきた！
——必要に応じたケアを選ぶために

「生きているだけでバランスが崩れる」のが身体の宿命 —— 18

今のあなたに必要なのは、スポーツカーか軽自動車か？ —— 20

セルフケアだからできること —— 22

手技療法って、こんなに効果があるんです！ —— 24

そもそも「身体のバランスを整える」って、どういうこと？ —— 27

自分の身体をトコトン使って、表現をしてみたい!! —— 30

1章 「痛み」には、薬いらずですぐ効く、このセルフケア

再起不能!? 故障に見舞われた私に起こった〝ミラクル〟とは——32
「身体の仕組み」への探求心が天職につながった!——34
私がこのメソッドを、自信をもって皆さんにオススメできるわけ——36
「不調」や「痛み」を通して、自分の身体と会話しよう——39
同居から解放された途端、長年の五十肩が快癒した、ある女性の話——40
私たちは意外なくらい、自分の身体のことをよく知らない——43
「痛みのサイクル」は自分で断ち切れるという、これだけの根拠——44
あなたの身体には〝伸びしろ〟しかない!——46
健康になりたいなら、もっと〝いい加減〟になりなさい!——48
コラム1 門外不出!? とっておきの「手技のワザ」教えます——50

症状1「頭痛（コリによるもの）」——54
症状2「天気痛」——56
症状3「片頭痛」——58
症状4「ぎっくり腰」——61
症状5「胃の痛み」——64
症状6「腰痛」——66
症状7「膝の痛み」——70
症状8「肩こり」——72
症状9「歯痛」——74
症状10「こむら返り」——76
症状11「手首の痛み」——78
症状12「足首の痛み」——80
症状13「寝違え」——82
症状14「扁桃腺《へんとうせん》の痛み」——86
症状15「股関節の痛み」——88
症状16「五十肩」——90
症状17「首のコリ・痛み」——93
コラム2 デスクワーカーに腰痛持ちが多い理由——68
コラム3 痛いところの「隣の関節」を調整するのがコツ——85

2章

「ちょっとした不調」を自力で取り除ければ、毎日がもっと快適に

症状18「眠気、睡眠不足」――98
症状19「乗り物酔い」――100
症状20「鼻水」
「鼻づまり」――102
症状21「咳《せき》が止まらない」――104
症状22「二日酔い」――106
症状23「しゃっくり」――108
症状24「耳鳴り」――110
症状25「食べすぎで胃が重い」――112
症状26「便秘」――115
症状27「急な下痢」――118
症状28「声枯れ」――121
コラム4「耳」はセルフケアで重要なパーツ――114
コラム5 なぜ内股が、お腹のゆるさと関係あるの？――120

3章

「ストレス・疲れ」を自分で上手に捨ててスッキリ！

症状29「低血圧で寝覚めが悪い」――126
症状30「疲れ目」――128
症状31「全身の疲れ」――132
症状32「緊張しやすい」「あがり症」――134
症状33「動悸《どうき》」――138
症状34「貧血」――140
コラム6 あなどれない「自己暗示」の力――136
コラム7 「血が足りている」状態にするために――142
コラム8 迷走神経反射で倒れそうになったら――143

4章

あきらめていた「体質改善」にチャレンジしよう

症状35「花粉症」——146
症状36「冷え性」——148
症状37「ぜん息」——150
症状38「アトピー肌のかゆみ」——152
症状39「視力アップ」——154
症状40「ドライアイ」——156
症状41「口臭が気になる」——158
症状42「逆流性食道炎」——161
コラム9「ランニング」の意外な効用——160
コラム10 喫煙している人は「触れる」とすぐにわかる——164

5章 目指すは「健康美人」！自分でできる美容ケア

症状43「アンチエイジング」——168
症状44「肌のくすみ」——172
症状45「むくみ」——174
症状46「肌のつや・潤い」——176
症状47「目元のシワ」——178
症状48「ほうれい線」——180
症状49「おでこの横線」——182
症状50「首のシワ」——184
症状51「顔のたるみ」——186
症状52「くちびるを引き締める」——188
症状53「小顔」——190
コラム11 エクササイズグッズに頼って、ラクをするのは大いにアリ！——171
コラム12 なぜ、左肩のほうがこりやすい？——193

6章
賢く"燃やす・食欲セーブ"でパワフル「ダイエット」
症状54「体脂肪」——196
症状55「お腹まわりのぜい肉」——198
症状56「食欲コントロール」——200
コラム13
「ストレスによる過食」にオススメの便利グッズがこちら！——201

7章
頭のいい人は「病気になる前に自分で治す」
症状57「のどの痛み」——204
症状58「風邪の引きはじめ」——206
症状59「血糖値」——209
症状60「高血圧」——212

症状61「歯ぎしり」――214
症状62「物忘れ防止」――216
症状63「夏場の食欲不振」――220
症状64「腱鞘炎《けんしょうえん》」――222
コラム14 風邪の引き始めにいい食べものと葛根湯の話――208
コラム15 夏場ほど冷たいものをオススメできない理由――219
コラム16 セルフケアのこと、もっと知りたくなったら――225

8章 セルフケアで「しんどい心にさようなら！」

症状65「ストレス」――228
症状66「不眠症」――230
症状67「心のざわつき、不安感」――232
症状68「イライラして落ち着かない」――234
症状69「集中できない、やる気が出ない」――237
症状70「うつうつ気分」――238

コラム17 整える順番は「身体→メンタル」もアリ――悪夢中枢の話――236
コラム18 悲しいときに暗い音楽を聴くのは、なぜ心地良い?――239

9章 身体の力を取り戻すために、毎日するといいこと

私のモーニングルーティーン――242
日中こそこまめな「ストレッチ」を――244
たとえ8時間睡眠が難しかったとしても――245
コラム19 不調や病気が怖くなくなる!?「疾病利得《しっぺいりとく》」の話――246
おわりに たとえ、今が大変でも大丈夫!明日が楽しみになるお話――249

プロローグ

自分で「身体を整える」時代がやってきた！

——必要に応じたケアを選ぶために

「生きているだけでバランスが崩れる」のが身体の宿命

改めまして、小柳弐魄《にはく》です。私は身体均整師・鍼灸《しんきゅう》師として、日々、身体均整法の手技療法に携《たずさ》わり、多くのお客様の健康を支えるお手伝いをしています。

くわしくは27ページから述べますが、私が専門とする身体均整法は、**主にバランスに注目して身体を整えていくメソッド**です。

身体のバランスは、普通に生活しているだけでも崩《くず》れていきます。

例えば、一方の肩にカバンをかける習慣がある人は多いと思います。毎日、重い通勤カバンをかけ続けていると、それだけで身体の片側に重みがかかって、全身のバランスがどんどん崩れていきます。

ちなみに、私が施術している限りでは、以前より、**右肩を内側に巻き込んでいる人が増えている印象があります。**

おそらく、1日中パソコンを操作する仕事をしているうちに、マウスを持つ右肩（右利きの人の場合）が前に出て、そのまま固まってしまったのでしょう。

不安になりすぎる必要はないが、放置するのも問題

私たちは、地球という重力のある環境で生活しています。だから、ただ生きているだけでバランスが崩れてしまう。これ自体は、自然でやむを得ないことです。

だから、あまり怖がりすぎたり、神経質になりすぎなくても大丈夫。

とはいえ、バランスの崩れをずっと放置していると、やがてはっきりとした痛みや不調につながっていく恐れがあります。

この本では、身体のバランスの崩れを修正し、不調や痛みを自分で治すセルフケアについてお伝えしていきます。

ただし、最初にことわっておきたいのですが、私は、基本的に医師による診断をオススメする立場をとっています。医師の助けで、痛みや不調が解消するならそれで良いと思いますし、あえて医学を否定するつもりもありません。

今のあなたに必要なのは、スポーツカーか軽自動車か？

ただ、私から見て、医師が処方する薬や入院や手術には、時に大げさなものが多いと感じることもあります。**「もう少し手前の段階で、カンタンに対処できることがあるのでは？」**と思うのです。

たとえるなら、私が提供したいのは軽自動車であり、病院が提供しているのはグレードの高いスポーツカー。

近所に買い物に行くだけなら、大げさなスポーツカーより、小回りの利く軽自動車のほうがラクだし使いやすい、という感じでしょうか。

手札を増やせば増やすほど、生活の質はアップする

「選択肢の多さは、生活の豊かさをはかる指標の一つだ」という話を聞いたことがあります。この考え方は、医療にも当てはまると思います。

確かに、西洋医学の標準医療は非常に効果的で、特に外科的な手術や公衆衛生には絶大な効果を発揮し、私たちの健康レベルを底上げしてきました。

でも、日本の伝統的な施術も、標準医療ではカバーしきれないケアを私たちに与えてくれることは確かです。

必要に応じて手札が多いほうが、私たちは生活の質を上げることができます。

この本では、生活の質を上げるセルフケアのＴＩＰＳ（小ワザ）を、具体的でよくあるお悩み別に、たくさんお伝えしていきます。本書でご紹介する小ワザを使って、毎日を快適に過ごしていただき、小ワザでは対処できそうにないときには医師に頼る。そんな感じで考えていただければと思います。

セルフケアだからできること

そしてもう1つ知っておいていただきたいのは、この本で紹介しているセルフケアが決して万能というわけではないことです。

もちろん、私は施術所で施術をしているので、「実際にここへ来て施術を受けていただくと、より効果を実感しやすいんだけどな」と思う部分もあります。

ただ、セルフケアにはセルフケアのメリットがあります。

施術所に毎日通うことは、現実的には難しいでしょう。

例えば、本書では目の疲れに効くセルフケアをご紹介していますが、実際に慢性的な眼精疲労でお悩みの人が、「目が疲れた」と思った瞬間、そのたびに都合良く私の施術を受けることができるでしょうか？

あまりにも無理がありますよね。

「目が疲れた」と思ったその瞬間に、ご自分で疲れ目を癒すセルフケア（128ページもしくは154ページをご覧ください）を行ったほうが、はるかに効率的ですし、経済的です。

つまり、「回数」と「タイミング」の面では、むしろセルフケアでないと対処できないことのほうが多いのです。

これが、ご自分で行うセルフケアの大きなメリットです。

私はこの本を、セルフケアの入門書としてはもちろんのこと、施術所にいつも来てくれている人たちにお渡しして「ここに宿題が書いてありますから、自宅で普段からやっておいてくださいね」と言うような気持ちでも書きました。

前から順番に読む必要も、すべて網羅《もうら》する必要もありません。

ぜひ、ご自分の身体と会話するつもりで、気になる項目から気軽に試していただければと思います。

手技療法って、こんなに効果があるんです！

私は身体均整師・鍼灸師として、日々、身体均整法という手技療法に携わっている、と述べました。

身体均整法学園の学園長を務め、後進の指導をしているほか、東京・落合南長崎に自分の施術所を構えて、実際にお客様の不調を治すお手伝いをしています。

私の施術所には、肩こり、ギックリ腰、生理痛、不眠症……といった不調を抱えてこられる人、ダイエット、小顔矯正、姿勢改善といった希望をもってこられる人……など、日々、多くのお客様がいらっしゃいます。

年代は10代から90代まで、性別も男女が約半々と、非常に幅広いですね。

それくらい、私の専門とする身体均整法は、多くの方のニーズにマッチする治療法なのだと、お客様から自信をもらっています。

劇的な変化と喜びの声、続々！

これまで15年の施術経験の中で、**お客様の劇的な変化を目の当たりにすることはしょっちゅう**です。

たとえば……

・激痛を伴う五十肩のために、何日も寝られないという深刻な悩みを持っていらっしゃったお客様がいました。当院のベッドに寝ていただき、私が施術を始めると、そのお客様は、いつの間にかスヤスヤ寝息を立てて居眠りし始めました。

・ある精神疾患《しっかん》を抱えたお客様がいらっしゃったことがあります。身の回りを整える余裕がないそうで、最初、パジャマで当院に来られたほどでした。しかし、私が施術をして次の来院日になると、なんと彼女は、きれいにお化粧をしていらっしゃいました。

・親御さんと一緒に高校球児が来院。キャッチャーなのだそうです。腰椎ヘルニアで腰が痛く、つらい思いをしていたので、いろんな病院をハシゴしたそうです。しかしどこ行っても「治すには手術しかない」と言われ、その前に何とかならないかという一縷《いちる》の望みをかけて当院へいらっしゃいました。観察してみたら、よくある腰痛だったので、サクッとその場で痛みや可動域制限を消してあげました。その後、少年の腰痛は再発しておらず、調子が良いので、手術についてもずっと「様子見」ということになっているそうです。……etc.

といっても、ほとんどの方は「身体均整法」という言葉を、本書ではじめて耳にされたのではないでしょうか。

一般的には、手技療法というと、まず「整体」が連想されると思います。実際、身体のコリや痛みなどを感じたときに、気軽に整体院に通っている人も多いことでしょう。

では、「身体均整法」とはいったい、何なのでしょうか。

そもそも「身体のバランスを整える」って、どういうこと？

身体均整法って何？

これをご説明するために、ほんの少しだけ、歴史的な話をさせてください。

今から100年ほど前の、大正10年頃、日本ではアメリカのオステオパシー（アメリカ合衆国の医師アンドリュー・テーラー・スティルによって創始された代替医療のこと。人間の自然治癒力を最大限活かそうとするのが特徴）を輸入する形で「山田式整体術」という手技療法が誕生しました。

この「整体」という言葉を日本中に広めたのが、野口整体《のぐちせいたい》の創始者として有名な野口晴哉《はるちか》という人物です。

この人物に関しては、聞いたことがある方、ご存じの方も多いと思います。

『整体入門』（ちくま文庫）などの書籍も多く出ていますし、現在も、人気精神科医など、著名人にも彼を支持するフォロワーがたくさんいますからね。

また、野口先生がつくり出した「整体」という言葉は、意味やメリットがわかりやすく、非常に使い勝手がよかった。

なので、これ以降、時には当初の意味とはかけ離れたりもしながらも、広く、手技療法全体のことを「整体」と呼ぶようになったのです。

「整体」と「均整」、どう違う？

実は、野口先生が整体協会をつくる少し前、同じような活動を始めたのが亀井《かめい》進《すすむ》という人でした。一時は、野口先生と亀井先生は協力して、世の中に手技療法を広める活動をしていた時期もありました。

やがて二人はそれぞれ違う道を歩み始めるわけですが、さて、亀井先生は、自分の取り組みを野口整体と差別化するために、あえて「整体」という言葉を使わなかった。その代わりに、「均整」という言葉を使いました。

そして亀井先生によって確立されたのが、私が生業《なりわい》とする身体均整法という手技療法だったのです。

身体均整法は「均整」という言葉が入っていることからもわかるように、バランスに注目して観察しながら身体を整える療法です。

特に、骨格と筋肉、そして神経の3つのバランスを整えていくところに身体均整法の特徴があります。

私たちの身体が、ただ生きているだけでバランスを崩すということについては、18ページですでに触れましたね。

本書では、あまり専門的な用語や解説はあえて加えず、普通の人が自分でできるエッセンスの部分をお伝えするように努めています。

自分の身体をトコトン使って、表現をしてみたい!!

ここで、簡単な自己紹介をさせてください。

もともと私は、ある世界的な舞踏《ぶとう》集団に所属しており、舞踏を生業《なりわい》にしていました。20歳前後の頃のことです。

舞踏というのは、アートに造詣《ぞうけい》の深い方ならご存じと思いますが、日本発祥の一種のコンテンポラリーダンスのことです。普通のダンスやスポーツにはない、より言語化しにくい身体の深淵《しんえん》を探求しようとする身体表現です。

実は、私は子どもの頃から、作家になりたいという夢がありました。しかし、自分の書くものの上滑《うわすべ》り感に、ずっと悩んでもいました。

どうして自分の作品はこんなに薄っぺらいんだろう。まだ若く、人生経験が少ないからだろうか……。

もちろん、信じられないほどの若さでメキメキ頭角を現す人はたくさんいますから、それは言い訳にはなりません。

しかし、私はまだどうしても、作家に、つまり表現者になる夢をあきらめたくなかった。そこで、身体の現場をたくさん経験してみようと考えました。

舞踏の持つ高い芸術性が、今の自分に足りないものを埋めてくれるのではないか……。そう考えて、一念発起して長崎から上京し、舞踏の世界に飛び込みました。

一見、突拍子《とっぴょうし》もない行動のようですが、**それくらい、当時の私は、自分の未来を切り開くことに必死だった**のです。

再起不能!? 故障に見舞われた私に起こった〝ミラクル〟とは

さて、そんな芸術に燃える私が、どうして現在のように、身体均整法に関わるようになったのか。

それは、自分の身体に起こった、予期せぬアクシデントが大きな転機となりました。

舞踏に励んでいたあるとき、私は稽古《けいこ》中のケガがきっかけで、足首が動かなくなるという不調に直面してしまったのです。治療のために、様々な整形外科や接骨院に通ったのですが、足首の痛みは一向によくなりません。

困り果てて先輩に相談してみたところ、「いい施術所があるよ!」と教えてもらったのが、まさに身体均整法の施術所でした。

実は、ほぼ同時期に、自分でも手技療法について調べたり探したりしていましたので、そのときから、何となくではありましたが、身体均整法の存在は知っていました。

人生の〝点〟と〝点〟がつながる体験

このとき、自分の中で点と点がつながったような気がしました。

早速、先輩に教えてもらった均整院に行って施術を受けたところ、**これまでどんな治療や施術を受けてもちっとも動かなかったはずの私の足首が、その場でスッと動くようになったではありませんか！**

もちろん、その場で完全に治ったというわけではありませんでしたが、このミラクルには非常に驚いたのを覚えています。

「身体の仕組み」への探求心が天職につながった！

当時の私には、作家になる夢を断念する代わりに、舞踏で大成したいとの想いがあり、そのためには身体の仕組みを自分でも理解しておく必要があると考えていました。「身体の仕組み」といっても、西洋医学の一般的な解剖学のようなものではなく、もう少し日本人に即した民俗医学のようなものを学びたい、所作や感受性含め、日本人ならではの身体性を知りたいという気持ちがありました。

もっとシンプルに言うと、「身体に対する興味」が、この頃から強くあったのです。そこで身体均整法に興味を持ち、自分でも少しずつ勉強を始めるようになりました。そのとき、すでに26歳になっていました。

最初は、アルバイトをしながら身体均整法の学校に通いはじめたのですが、ここでの勉強は、本当に楽しくて仕方がなかったですね。中学校、高校、芸術大学と、学校という場所とことごとく相性が悪く、不登校気味だった私でしたが、ここでは文字通り、勉強にのめり込みました。

自分の「興味」と「学び」が、はじめて合致したのだと思います。

そうして、卒業後に身体均整師として開業し、現在に至ります。

当初は、「自分の舞踏や芸術表現、パフォーマンスの幅が広がれば……」という気持ちで勉強を始めた部分がありましたが、気がつけば身体均整法の面白さにのめり込み、舞踏の世界から大胆なキャリアチェンジを行っていました。

「身体への興味」という、自分の核となる情熱と結びついた今の仕事は、まさに天職だと思っていますよ。身体への興味は、今でもずっと尽きることがなく、どん欲に学びや活動の幅を広げ続けています。

本書は、そんな私の、**これまでに溜めてきた膨大な学びの中から、皆さんに、簡単にトライしてもらえそうなものをピックアップし、いわば〝おすそわけ〟するようなつもりで書いたものです。**

私がこのメソッドを、自信をもって皆さんにオススメできるわけ

これは身体均整法の施術のユニークなところなのですが、不調のある部位とは一見まったく関係なさそうな部位にアプローチして治すことがあります。

32ページで触れた、私の足首の故障のときが、まさにそうです。

私が施術を受けたときにも、頭皮をピッと引っ張られて「これで足首を動かしてごらん」と言われたことがありました。

「えっ？　頭皮と足首って関係あるのかな……」

半信半疑で足首を動かしてみたら、意外にもあっさり動くようになったのでとても驚きました。

今にして考えると、身体の仕組みがそうなっているというより、先生が私の心を解きほぐしてくれたのではないかと思っています。

その「痛み」はどこからやって来る？

痛みには、心理的な要因が絡《から》むことがよくあります。

私の場合も、本当は足首を動かすことができたのに、「これだけひどく傷めているのだから、足首を触ったり動かしたりすると痛いはずだ」という思い込みにとらわれるあまり、自分で足首に痛みを生じさせてロックしていた部分があったと思います。

もう一つは、私自身、自覚していなかった「隠れた願望」です。

先ほど述べた「舞踏で大成したい」という話と矛盾《むじゅん》するようですが……。

当時の私は、芸術の世界では自分の限界を感じ始めており、このまま舞踏を続けるか否《いな》か、非常に悩んでいました。足首の故障が治らなければ、舞踏を辞める正当な理由になります。

だから、治したいのは本当だけれど、同時にどこかで治ってほしくない気持ちもある……。

そんな苦悩が、自分の足首を固めてしまっていた面もあったと思います。

そんなケースでは、足首にばかり注目しても、本人の心理的なストッパーを解除することは困難です。

当時の私は、自分が注目していた足首と、一見まったく関係のない部位にアプローチをされたことで、やっと「足首を動かしても大丈夫だ」という安心感を持てたのではないでしょうか。

施術者としてプロになった今、当時を思い返すと、そんなふうに思うのです。

「不調」や「痛み」を通して、自分の身体と会話しよう

私がお客様を施術するときにも、かつての私と同じように、

「この人は、自分で自分に痛みを与えているのかも?」

と思うことがよくあります。

そんなときは、もちろん本人に指摘することなく、「どうすれば、この人にとってラクな状態に持っていけるだろうか」と、あれこれ考えながら施術を行っています。

どこまで意識しているかわかりませんが、ほかの均整師も似たようなアプローチをしていることが結構あるのではないでしょうか。

同居から解放された途端、長年の五十肩が快癒した、ある女性の話

これまで1万5000人ほどのお客様を施術してきましたが、「痛み」といえば真っ先に思い出す、ある印象的な方がいます。

当時、五十代半ばの女性でした。彼女は、パートナーの親御さんとの同居が始まったころ、五十肩のような症状になり、肩の痛みを訴えて、定期的に私のところへ来院されるようになりました。

私が施術をすると、そのときは痛みは軽くなり、症状は大きく改善するのです。しかし、女性が家に帰ると、すぐ痛みが戻ってくる……。

何カ月も、このようなことの繰り返しでした。私の施術で一時的には痛みはなくなっても、肝心の五十肩はまったくよくなりません。

「不思議なことだ、何だろな、私が何か見落としているのかな」と、ずっと気に

なっていたのですが……。意外な結末が待っていました。

なんと、彼女のパートナーの親御さんが施設に入所されることになり、**同居から解放された途端、その女性の五十肩が快癒したのです！**

私は何度も施術して、その方の治療に併走していましたから、その女性が本当に痛みに苦しんでいた姿を知っています。とても優しい方で、

「家族のケアを、もっと献身的にやってあげたい。この痛みが邪魔をして、思うように家事ができず、それもつらいんです」

と涙ながらに訴えていらっしゃったのも覚えていますし、その涙は決して、嘘ではなかったと思います。

では、この現象は、いったいどういうことだと捉えたらよいのでしょう？

自分の「思い」と「本心」は、相反することがある

つまり、ご本人の意識の上では、痛みのせいで、自分のやりたいことができない。その板挟みで苦しい。どうにかして、この五十肩が治ったら……。

そう、本気で願っておられたでしょう。

でも……、本音の深いところでは、どうだったのでしょうか？

もしかしたら、彼女は本当は、義理の親御さんとの気をつかう同居をしたくなかったのかもしれない。五十肩の症状が出てもおかしくないくらい、私も大変なのだから、本当は、自分だって家族からいたわってほしいなあ……。

そんな、ご自分でも気づかない「無意識の本音」が、痛みをつくり出していた。そんな一面も「絶対なかった」とは言い切れないのではないでしょうか。

私たちは意外なくらい、自分の身体のことをよく知らない

もちろん、これは私の想像に過ぎず、真実は誰にもわかりません。

しかし、「パートナーの親御さんとの同居」と「ご本人の原因のない肩の激痛」の時期は重なっていたのは事実です。また、施術所で肩の痛みを訴えるときに、ご本人も無意識にでしょう、なぜか必ず、同居についても同時に話題にしていらっしゃいました。だから、おそらく何かしらの関係があったのでは……と、私はかなり確信をもって想像しているのです。

32ページで触れた私自身の例が、まさにそうでしたね。当時の私は、逃避のために、自分で自分の痛みをつくり出していた面があったと思います。**この女性のケースも、いわば「自分で自分に痛みを与える」ことの一つの例かもしれません。**

「痛みのサイクル」は自分で断ち切れるという、これだけの根拠

「自分で自分に痛みを与える」なんていうと、ちょっと怖い感じがします。でも、逃避のために自ら痛みをつくり出すというケースは、私が施術した経験から考えても、非常に多くあるのです。決して珍しいものではありません。

心理的な面は私の専門外なので、これ以上、触れることは避けますが、人体の生理解剖学的には、もう少しくわしくご説明できます。

人間の身体は、常にいろんな物質や要素が循環していますので、自分で自分の痛みを増していくというのは、非常によくあることなのです。

何かしらのきっかけで痛みが生じる
↓

交感神経が興奮する
←筋肉が緊張する
←局所的に血流が減少する
←痛み物質が停滞する
←そしてまた余計に痛くなる

……ということになります。

このどこからでも、何か些細《ささい》なきっかけさえあれば、痛みのサイクルが始まることはあり得るということです。

しかし、逆を言えば、このサイクルのどこかさえ断ち切れば、ある程度カンタンに、自分自身で、痛みを軽減させることができます。

あなたの身体には〝伸びしろ〟しかない！

こういったお話は、あなたにも、もしかすると心当たりがあるかもしれません。

「はじめに」でも述べましたが、ぜひこのお話を、ご自分の身体とより仲良くなる「絶好の機会」と捉えていただきたいのです。

「不調」や「痛み」は、自分自身でも気づいていなかった、ご自身の内面に触れる貴重なチャンスでもあります。

ぜひ、本書の小ワザを通して、ご自身の身体と会話してみてください。

身体は、何かアプローチをすると、必ず何らかの反応を返してくれます。

その素直さは、本当に面白いほどに、です。

もともと私がのめり込んだ、身体への興味も、それがきっかけでした。

ぜひ、ご自分の身体で〝遊んでみる〟。そんな気持ちで、本書を楽しんでいただけたら幸いです。

ご自分の身体と遊んでいるうちに、もっともっと、ご自分の身体と仲良くなっていく。そんな実感がわくと思います。その繰り返しをするうちに、だんだん、ご自分の身体に、もっと愛情を持てるようになるでしょう。

それも、セルフケアの醍醐《だいごみ》味の一つと思って、楽しんでもらえたら幸いです。

健康になりたいなら、もっと〝いい加減〟になりなさい！

この本では、痛みや不調を自分で治していくためのセルフケアを紹介していきます。具体的には、ストレッチとマッサージを中心に、いくつかのツボを取り上げてみました。実際に試す際には、「やりすぎない」「頑張りすぎない」「痛くなるまでやらない」ことを心がけましょう。**ストレッチでいうと、イタ気持ちいいと感じるくらいがベストです。**

ついついやり過ぎてしまうのは、一言でいうと不安だからです。「本当にこれで効くのかな？」と不安に思うあまり、必要以上にやりすぎてしまい、かえって体を壊してしまうケースが、少なくありません。

たとえば、私が公園などを散歩していると、高齢者の方々が一生懸命にストレッチを行っている姿を目にすることがよくあります。

実は、そういった人の多くが、ストレッチをやりすぎている。

「あーあ、そんなにまでして、わざわざ体を傷めなくてもいいのに」と、老婆心ながら、つい心配してしまうこともしばしばです。

少し話がそれますが、極限まで鍛え上げたボディビルダーほど風邪を引きやすいというのは、有名な話です。

「きついほうが効くはず」は、単なる迷信です

きっと、一生懸命にストレッチをしている人は、真面目で、勤勉な人なのだと思います。でも、実を言うと、「勤勉さ」と「健康度」（身体の柔らかさ、も含めます）は、皮肉なことにしばしば反比例します。**あえていうと、少しくらい"いい加減"なほうが、私たちは健康でいられるのです。**

だから、この本に書いてあるセルフケアを実践するときにも、ぜひ「いい加減」を意識しながら取り組んでほしいと思っています。

コラム 1

門外不出!? とっておきの「手技のワザ」教えます

さあ、いよいよ次のページから具体的なセルフケアをご紹介していきます。

そのとき、どれをやろうか迷ったり、エクササイズのポーズや回数について難しく考え込んでしまうこともあるかもしれません。注意書きがあるもの以外なら、感覚的に、思ったようにやってみて大丈夫。

手技において「感覚に頼ってみる」というのは、案外大事なことなんです。

たとえば、圧のかけ方。同じ位置（たとえば、ほっぺた）に圧をかけるにせよ、筋肉の奥深くまで届いてほしいときもあれば、筋肉の浅い位置に圧を届けたいときもあります。

そんなとき、一つの方法は**「意識すること」**。**意識するだけで、伝わる圧の深さが変わる**のです。

「深く、深く」と意識しながらギュ〜ッと施術するときは、咬筋《こうきん》(ほっぺたの奥)にアプローチしたいとき。「浅めに、フワッと」と意識しながら施術するときは、唾液腺《だえきせん》(ほっぺたの浅い部分)にアプローチしたいとき。

同じところに施術しているようで、実はそんな違いがあったりします。プロからしてこうなのですから、あなたもぜひ、ご自身の感覚も大事にしてみてください。普段、忙しく充実しているあなたこそ、セルフケアの時間が必要。頭や心を空っぽにして、その気持ちよさを楽しんでいただければと思います。

1章

「痛み」には、薬いらずですぐ効く、このセルフケア

薬を飲んで体の痛みが消えるなら、基本的には飲んだほうがいいと思います。

とはいえ、痛みが解消しないまま薬を飲み続けると、さらなる痛みの原因になることもありますし、クリニックで必要以上に薬を処方されてしまうこともあります。

市販の薬の場合、効き目がなかったら別の薬に変えてみるのをおすすめします。処方薬については、自動的に同じ薬が処方され続ける場合もあるので、「今の自分にとって本当に必要な量なのか」を、いちいちお医者さんに確認するとよいでしょう。

ある程度は薬の力に頼りつつ、同時にセルフケアで改善を図っていくのが理想です。

日本人の3人に1人が悩む「頭痛（コリによるもの）」

肩や首の緊張が原因なので、周辺の筋肉をゆるませよう

頭痛体操

頭痛はかなりメジャーな不調ですが、中でも特に多いのが、肩や首の緊張（コリ）から起こる、緊張型頭痛です。後頭部から頭のてっぺんにかけてズキズキ痛むときは、**頭痛体操**をしてみましょう。日本頭痛学会がすすめている代表的なセルフケアです。

頭痛体操をすると、首の動きが良くなり、首まわりについている筋肉がゆるんできます。筋肉がゆるむと、頭に痛みを知覚させている神経が抑制されます。そして頭部の血流のバランスも回復するので、痛みがやわらぐのです。

頭痛体操

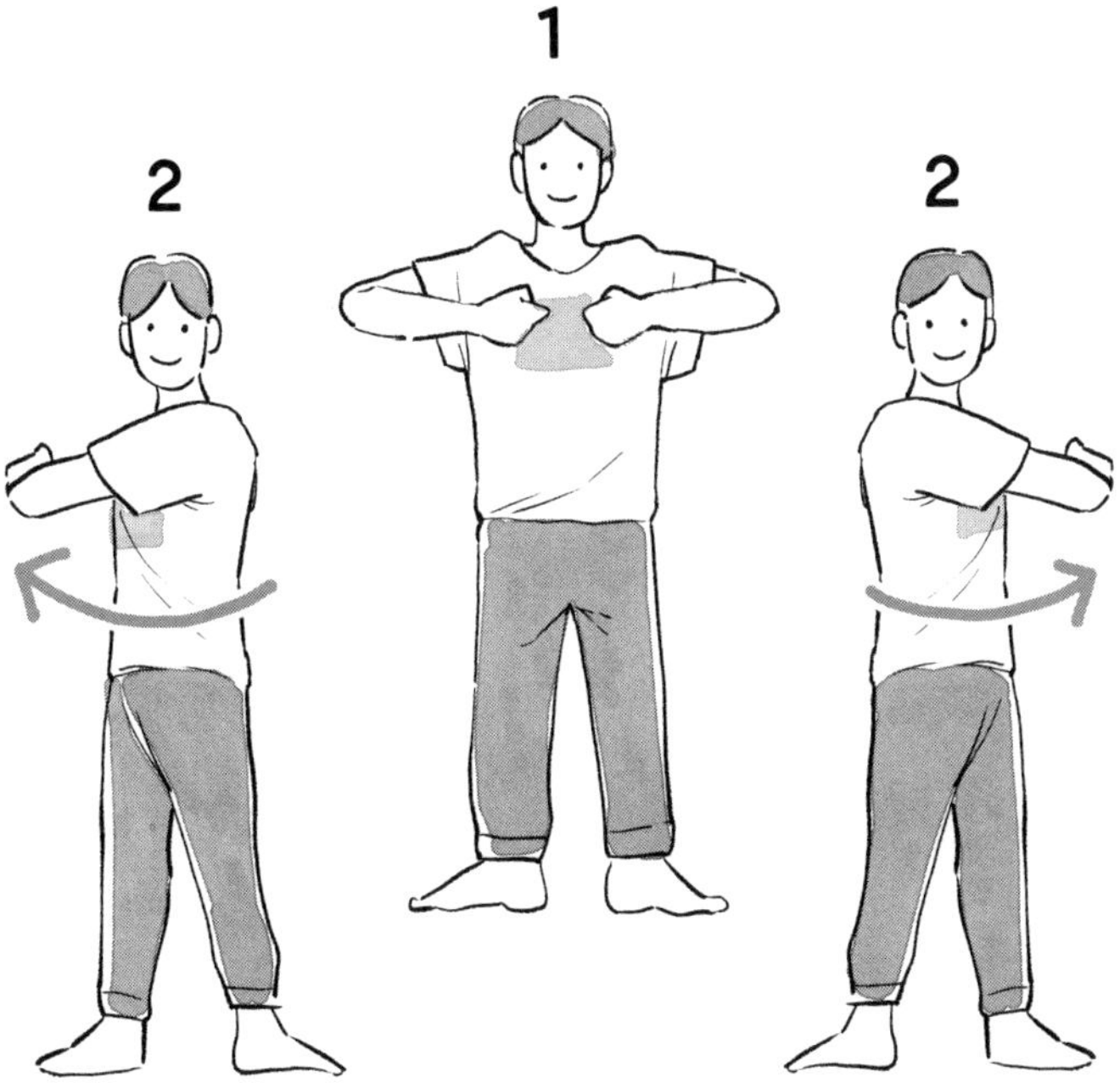

1 正面をまっすぐ見て、視線は動かさずに、左右の肩を順番に前に出すようにして体を回します（2分程度）。

2 動かせる範囲で大きく動かすのがポイント。
デスクワーク中に椅子に座ったままでもできます。

天候の影響からくる「天気痛」

気圧の変化で、自律神経が乱れて痛くなる

耳回し

天気が崩れると気圧が下がっていくのですが、このとき人の内耳《ないじ》（耳の最も奥にあり、聴覚と平衡《へいこう》感覚にかかわる部分）が気圧の低下を察知し、脳にストレスとして伝えます。その結果、自律神経が乱れて頭が痛くなるのです。

天気痛を感じたら耳回しをしましょう。これで血流が良くなり、痛みの改善や予防につながります。耳の中が伸びていくようなイメージで行うと効果的。

耳回しをすると、目の疲れもラクになります。整体の分野では、**耳回しは目が疲れた人に行う、非常にポピュラーな施術です。**

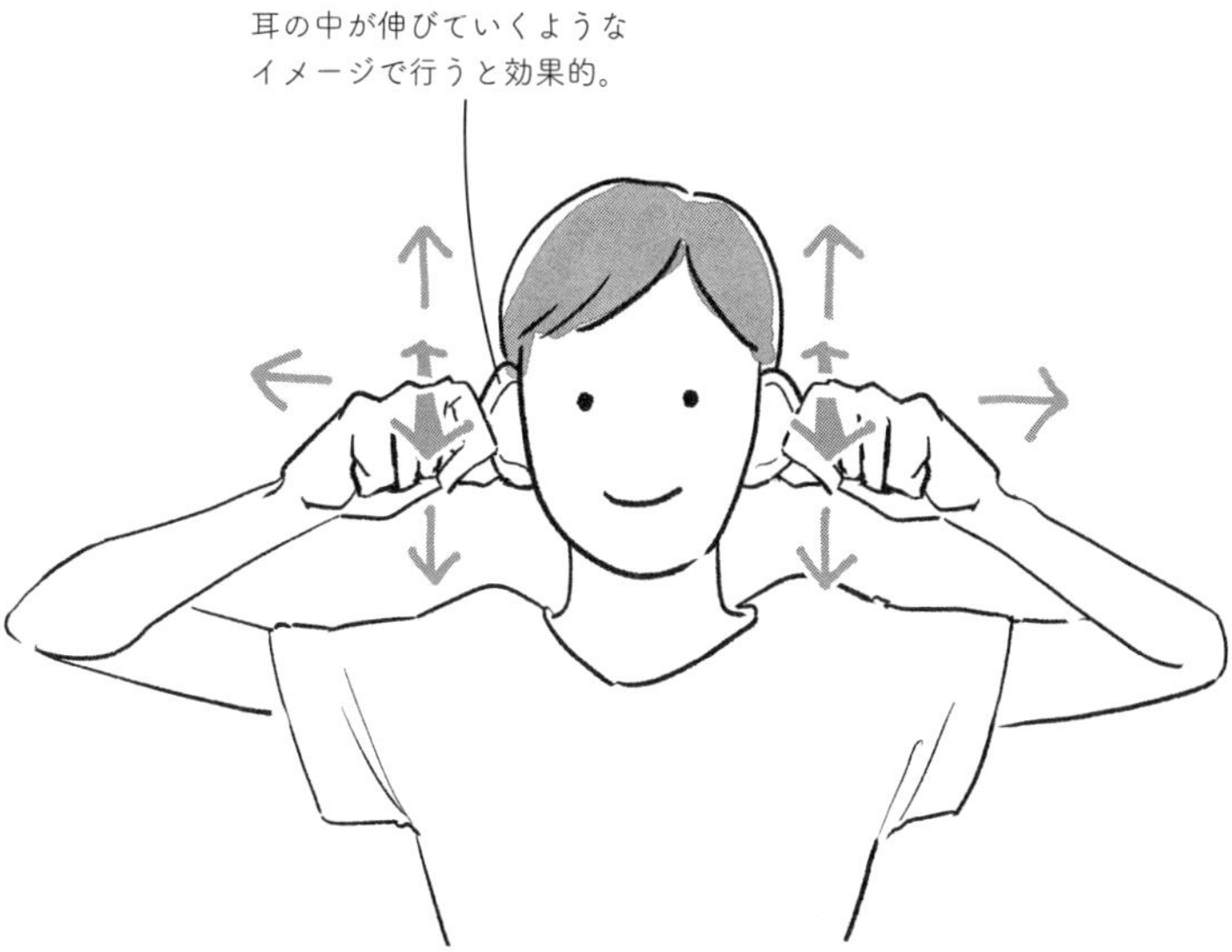
耳の中が伸びていくような
イメージで行うと効果的。

耳回し

耳をつまんで上・下・横・前・後ろに
ひっぱるように回します（1分程度）。

ズキズキしてツライ「片頭痛」

痛みの原因は、
なんと「あごのゆがみ」!?

咀嚼筋《そしゃくきん》マッサージ　箸を噛む

片頭痛は、頭の片側（両側のこともあります）にズキズキした痛みが繰り返し起こる症状。一般的には頭痛が2〜3時間続き、その後ラクになる傾向があります。この痛みの一因として考えられるのは、**あごのゆがみ**です。私が施術するときも、あごのバランスを調整しておいてあげると、痛みがラクになる人が多いと感じています。

あごのゆがみを解消する1つの方法が**咀嚼筋《そしゃくきん》のマッサージ**。咀嚼筋とは、食べ物を噛《か》み砕《くだ》くときに使う筋肉の総称です。

こめかみや、歯をぐっと噛みしめたときに、ほっぺのあたりにポコッと出

SELF CARE

咀嚼筋マッサージ

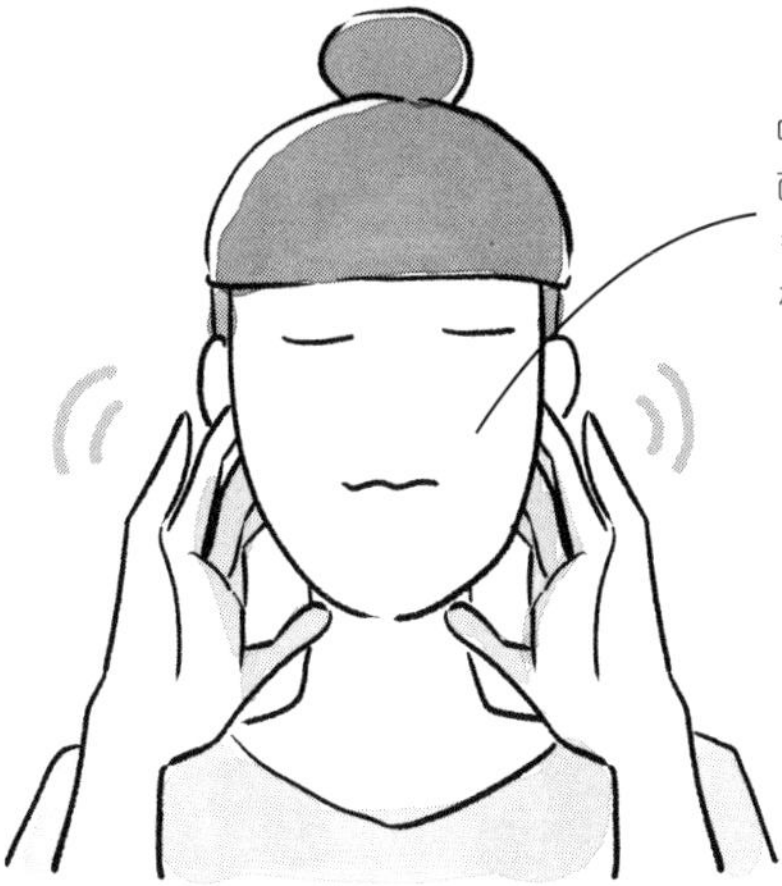

咀嚼筋はほっぺたの表面から奥にあるので、ギューッと深くまで圧がかかるように。

歯をぐっと噛みしめたときにほっぺのあたりにぽこっと出てくる筋肉をマッサージします（1分程度）。

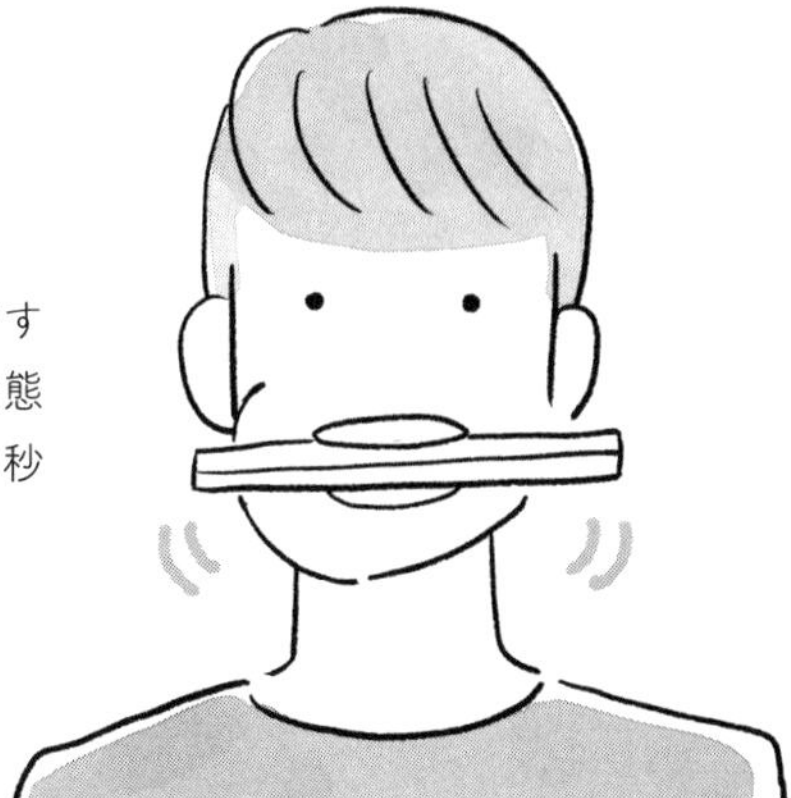

あごを左右の動きやすいほうに動かした状態で、箸を噛んで40秒キープ。

てくる筋肉（咀嚼筋）をマッサージしてみましょう（1分程度）。この筋肉のコリをほぐすと、頭の痛みを感じる回数が少なくなってくるはずです。

実際に痛みを感じている最中は、激しい運動などは避けて、ガマンできないときは頭を冷やしてみるのもいいでしょう。

セルフケアとしては、固まっているほうを入念にマッサージしてください。左右どちらも固いときには両方行います。強くぐりぐりと手を押しつけていると、かえって痛みが増すので注意しましょう。

あごを、左右の動きやすいほうに動かした状態で、箸《はし》を噛んで40秒キープしてから元に戻す方法もあります。

やってみると、意外に左右の差が消えていることに気づきます。左右差が消えるのと並行して、片頭痛が起こる頻度《ひんど》も低くなってくると思います。

ぜひ、予防薬と合わせて痛みケアの一つとして試してみてください。

立ち上がることすら困難!?「ぎっくり腰」

クセになりやすいので、普段からのケアが重要

大きく息を吸って、天然の「呼吸コルセット」

急に腰をひねったときや、中腰で重い物を持ち上げようとしたときなどに、突然激しく感じる腰の痛み。これが、俗に「ぎっくり腰」といわれる症状です。

痛みが激しい場合、立ち上がったり歩いたりするのが困難になることもあります。ドイツ語で「魔女の一撃」と表現されるのも、うなずけますね。ぎっくり腰になったら、安全な場所まで動くのも一苦労です。

こんな状態になったら、**まずは息を大きく吸って、止めて、お腹に力を入れてください。**こうすれば体を動かすことができるはず。

腰痛のとき、コルセットをすることがありますよね。コルセットには、外側から圧力を加えて腹圧を高め、痛みを軽減させる効果があります。息を大きく吸ってお腹に力を入れると内側から腹圧を高めることができるので、コルセットをつけたときと同じように腰が安定し、ゆっくり歩けるようになるのです。

体がラクになる姿勢で休養を

その後は、無理にストレッチなどで治そうとするのではなく、基本的に3日間くらい安静をとることが望ましいといえます。その際、体がラクになる体勢を取ってリラックスしましょう。

例えば横になっているときに、つらい体勢もあれば、ラクな角度や向きもあるはずです。**ラクな角度を探してみて、そのまま深呼吸を3回してみてください。**

ラクな角度で深呼吸を3回してから元の体勢に戻り、またラクな角度を探して

3回深呼吸。

これを繰り返していると、筋肉自体がリラックスしてきてゆるんでくると同時に可動域が広がってきますから、少しは動けるようになるかもしれません。

ぎっくり腰はクセになりやすいといわれますが、確かに再発の恐れがあります。完全に治らずにコリ感のようなものがずっと残り、それが増えたり減ったりしながら推移していて、あるとき急に痛みがあらわれることがあるのです。

予防のためにも、このあと66ページでお伝えする腸腰筋ストレッチを習慣化しておくのをおすすめします。

シクシクとした「胃の痛み」

なぜ、「背中」が胃痛のケアのキモになるのか

背中反らし

胃が痛いときは、イスの背もたれを使って背中を反らせるのが一番。カンタンですが、とてもラクになります。

胃の痛みを知覚する神経は、実は背中側から出ているので、背中周りの筋肉が固くなると胃に痛みが生じます。だから、背中の筋肉をゆるめてあげると、「ゆるんだ」という信号が神経を通じて伝わり、胃の痛みを抑えてくれるのです。

もっとも、これはあくまでも応急処置。慢性的な胃痛を解消するには、しっかりと睡眠を取ることが大切です。胃の粘膜《ねんまく》は、私たちが寝ている間に再生します。睡眠不足にはくれぐれもご注意を。

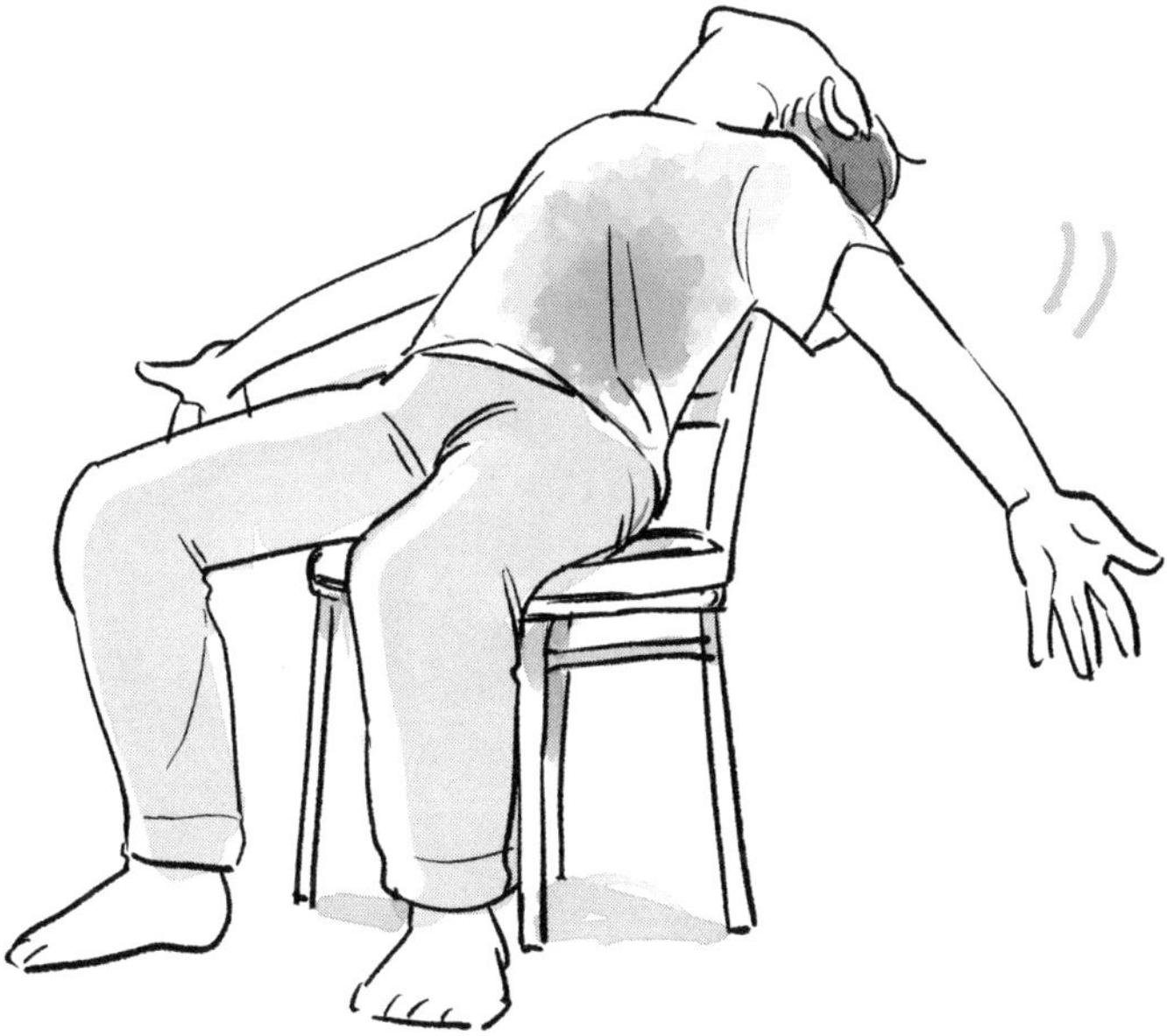

イスを使って背中を反らせる

イスの背もたれ部分に肩甲骨の下が当たるようにして、そこからギューッと身体を反らせます。反らせた状態で3呼吸して、もとに戻して3呼吸（3セット）。

座る時間が長いほど起こる「腰痛」

主な原因は、腰まわりの筋肉のハリやコリ

腸腰筋《ちょうようきん》ストレッチ

私の施術所に来る人の半分以上が、腰痛を抱えています。腰痛の大半は、腰まわりの筋肉のハリやコリに原因があります。ですから、ここを解消してあげましょう。

おすすめのセルフケアは、腰骨の前にある腸腰筋《ちょうようきん》のストレッチ。特に寝起きの腰の痛みに効果的です。床に膝を立てた状態から、左膝を90度に曲げる形で前に立てます。それからストレッチ。

より簡単にできるのは、ベッドを使ったやり方です。お腹側の腸腰筋も伸びるし、腰も押さえられるのでいいことずくめです。

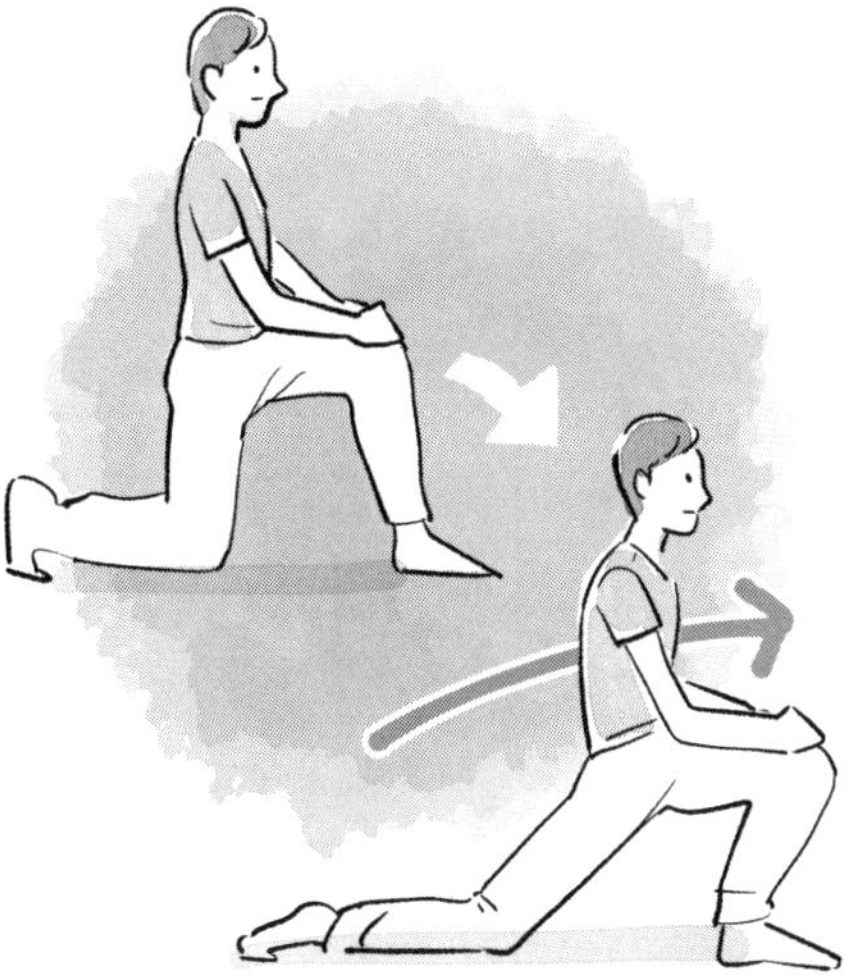

腸腰筋のストレッチ

床に膝を立てた状態から、左膝を90度に曲げる形で前に立てます。右脚は膝をついたまま後ろに伸ばしてキープします（3呼吸伸ばして、3呼吸休む×3セット）。反対側も同じように行います。

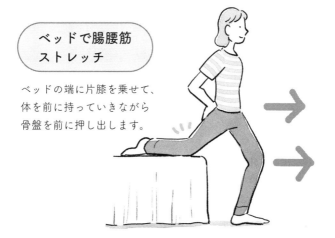

ベッドで腸腰筋ストレッチ

ベッドの端に片膝を乗せて、体を前に持っていきながら骨盤を前に押し出します。

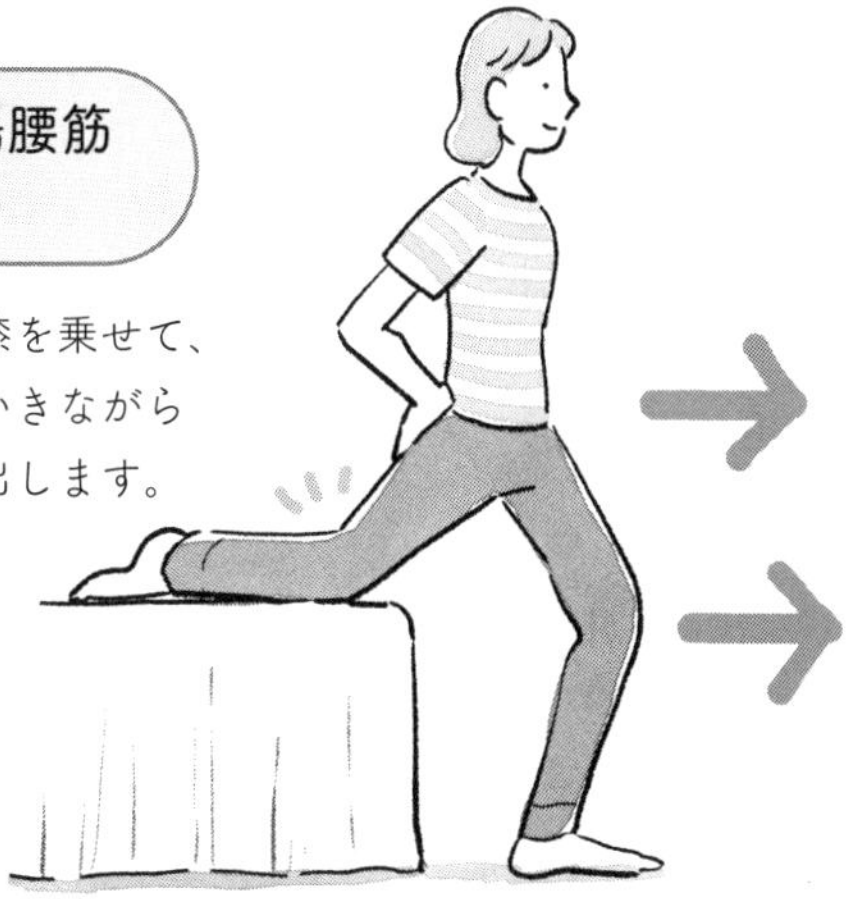

コラム2

デスクワーカーに腰痛持ちが多い理由

デスクワーカーが腰痛になりがちなのは、腸腰筋（背骨の前に付いている筋肉）を収縮させた状態で、長時間座っているからです。

そもそも、人体の仕組みとして、腸腰筋を緊張させなければ、イスに座っていることができないのです。後ろに倒れてしまいますからね。

さて、そんな状態で毎日8時間近くもイスに座り続けていると、筋肉はずっと緊張しているのに、実際には動いていないという、実にアンバランスな状態に陥ります。

こうなると血流は滞《とどこお》り、時間と共に、疲労物質もどんどん出てきます。

さらに、**もっとよくないのが、帰宅してから、特にケアすることなく就寝してしまうこと。**

腸腰筋が収縮したまま眠りにつくと、腰が反ってしまいます。これが、近年問題になっている、反り腰の原因になります。

せっかく、痛みを解消しようと頑張って早めに寝たのに、回復するどころか、かえって痛みが増すという悪循環に陥ります。

腰の痛みを感じている人は、ぜひ、寝る前に、前項目でご紹介した腸腰筋のストレッチを習慣づけてみてください。質の良い睡眠にもつながりますので、試してみてほしいです。

違和感を感じたらすぐケアを！「膝の痛み」

「痛くないところ」を回すだけ！

足首回し　股関節《こかんせつ》回し

膝の痛みを感じたら、「足首回し」と「股関節《こかんせつ》回し」を行うと、それだけでも痛みがいくらか改善できます。カンタンで即効性のあるセルフケアです。

足首回しの方法をご紹介します。まず、足首を反対側の脚の太ももの上に乗せ、片手で固定し、もう一方の手で足首を回します。学校の体育の時間などで、準備体操としてよくやる動きですね。

股関節回しは、仰向けに寝て両脚を伸ばし、痛いほうの脚を立てて、膝で円を描くように回します。内回しと外回しを両方行いましょう。

SELF CARE

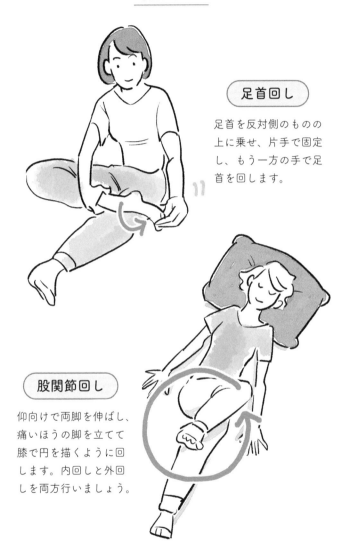

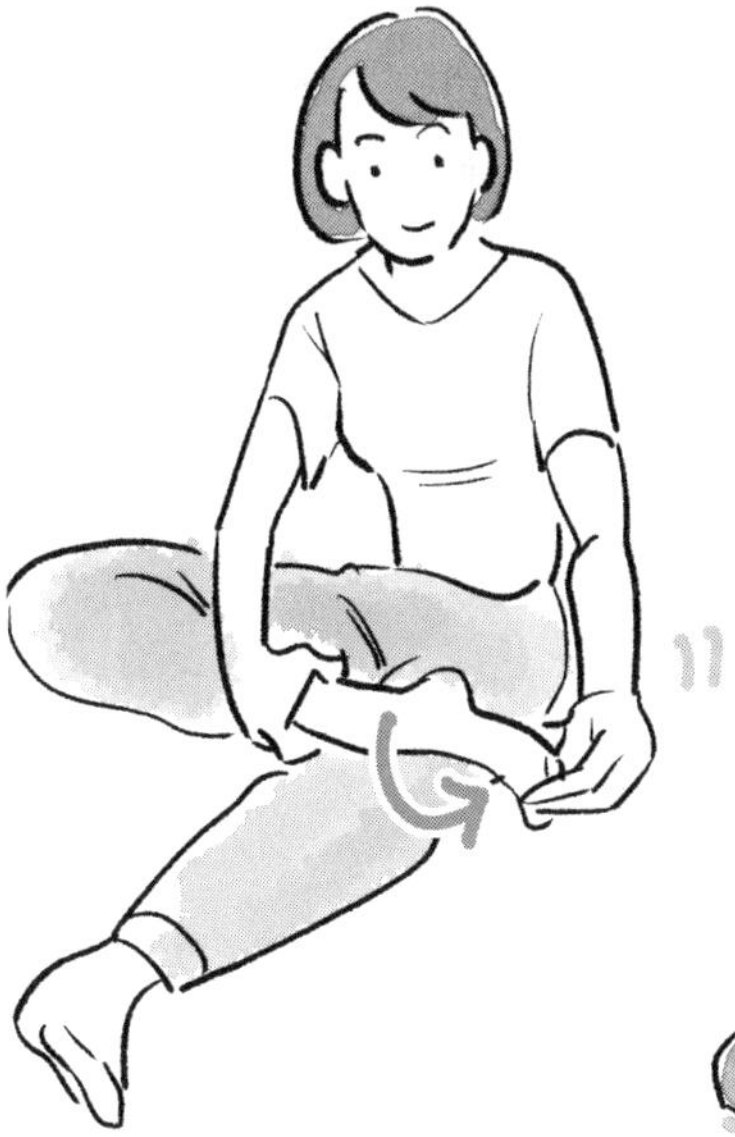

足首回し

足首を反対側のものの上に乗せ、片手で固定し、もう一方の手で足首を回します。

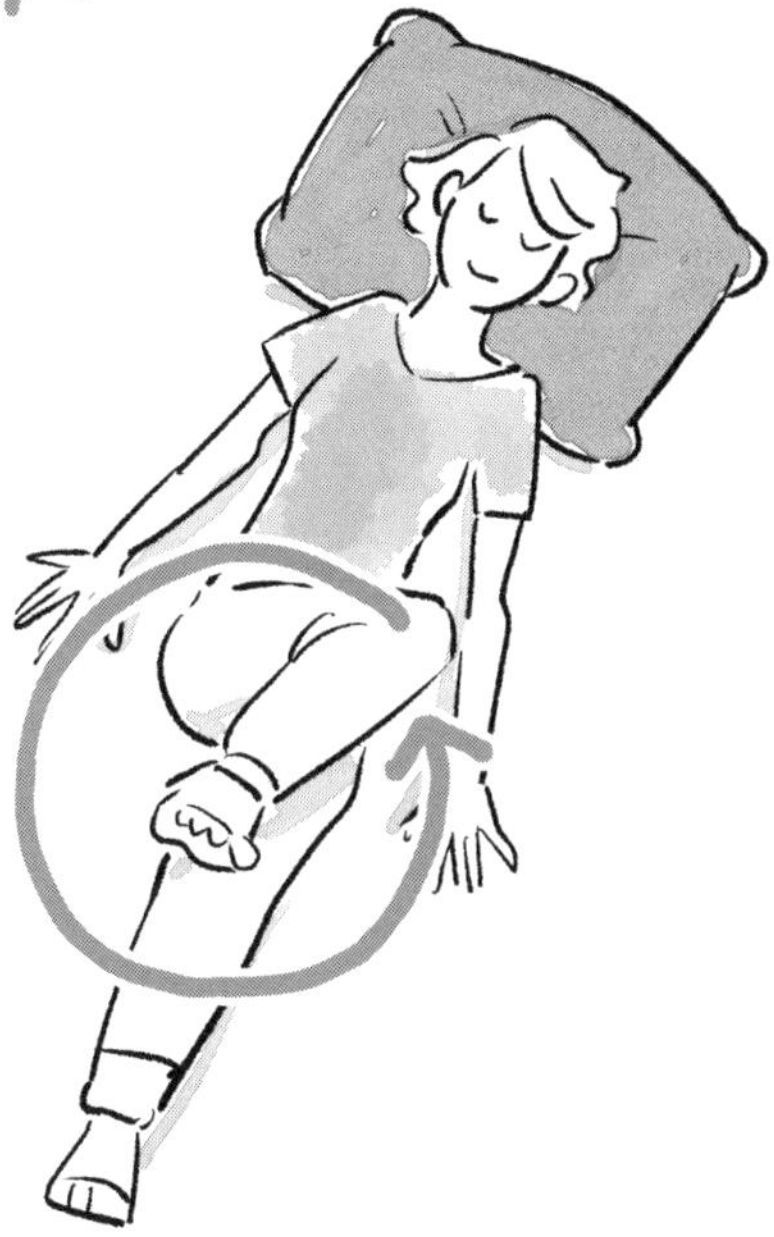

股関節回し

仰向けで両脚を伸ばし、痛いほうの脚を立てて膝で円を描くように回します。内回しと外回しを両方行いましょう。

ずっしりと重い「肩こり」

直接、肌に触れるとより効果的

軽く引っかく

ここでは、ちょっと変わった肩こりのセルフケアをお伝えしましょう。

左の方法を試してみたら、その後で、肩を上げ下げしてみてください。どうでしょう? **さっきより肩が軽くなっていませんか。**

引っかく強さは肩の上にホイップクリームがあると仮定して、それをこそげ取るようなイメージで。服を着たままで行うよりも、お風呂上がりなどに、肌の上から直接触れたほうが効果があると思います。

ただ、これはあくまでも瞬間的な対処法。肩こりを根本的に治したい人は筋トレやマッサージに取り組んでください。

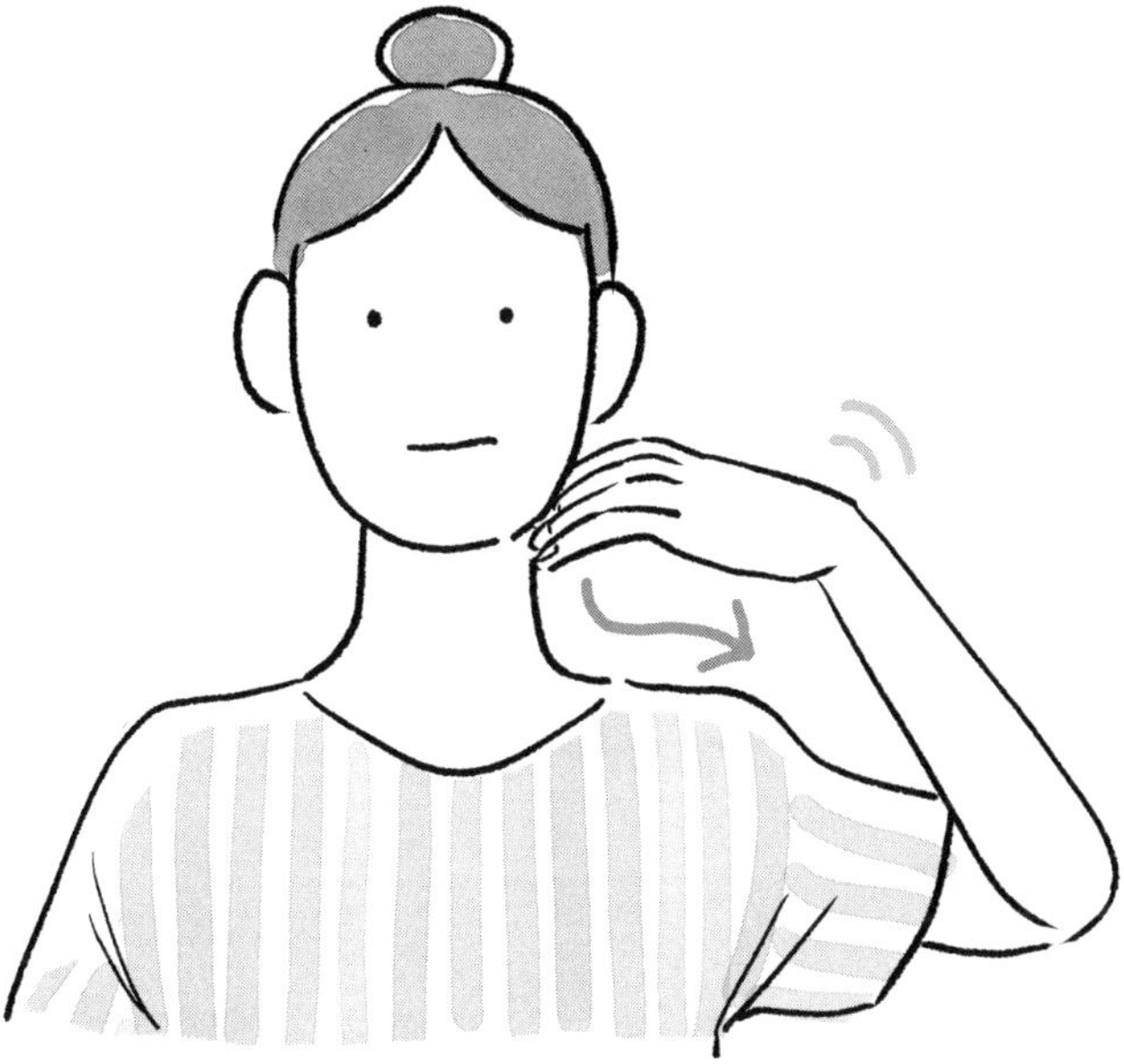

軽く引っかく

まず、肩の重さを確認します。重たく感じたほうの肩に手の爪を立てて乗せ、耳の下から肩先までスーッと滑らせます。肌が少し赤くなるくらいの強さで引っかきましょう。そのまま手を放したら、肩を上げ下げしてみてください。

歯医者に行くまでの間を何とかしたい「歯痛」

三叉《さんさ》神経が顔面に出ているツボがポイント

バレーの3圧痛点

「痛い」「冷たい」「温かい」などの顔の感覚を脳に伝える三叉《さんさ》神経という神経があります。三叉神経は脳の真ん中の脳幹から出て、おでこ・頬・あごの3本に分かれています。

三叉神経には骨から飛び出して顔面に出ているポイントがあるので、歯痛になったらこのツボ（バレーの3圧痛点といいます）を押してみましょう（このツボは顔の左右両側にあります。歯が痛いほうを押してみましょう）。上の歯が痛いときは鼻の脇、下の歯が痛いときはあごの脇、それぞれ痛いほうの側を指で押さえると、痛みが和らぎます。

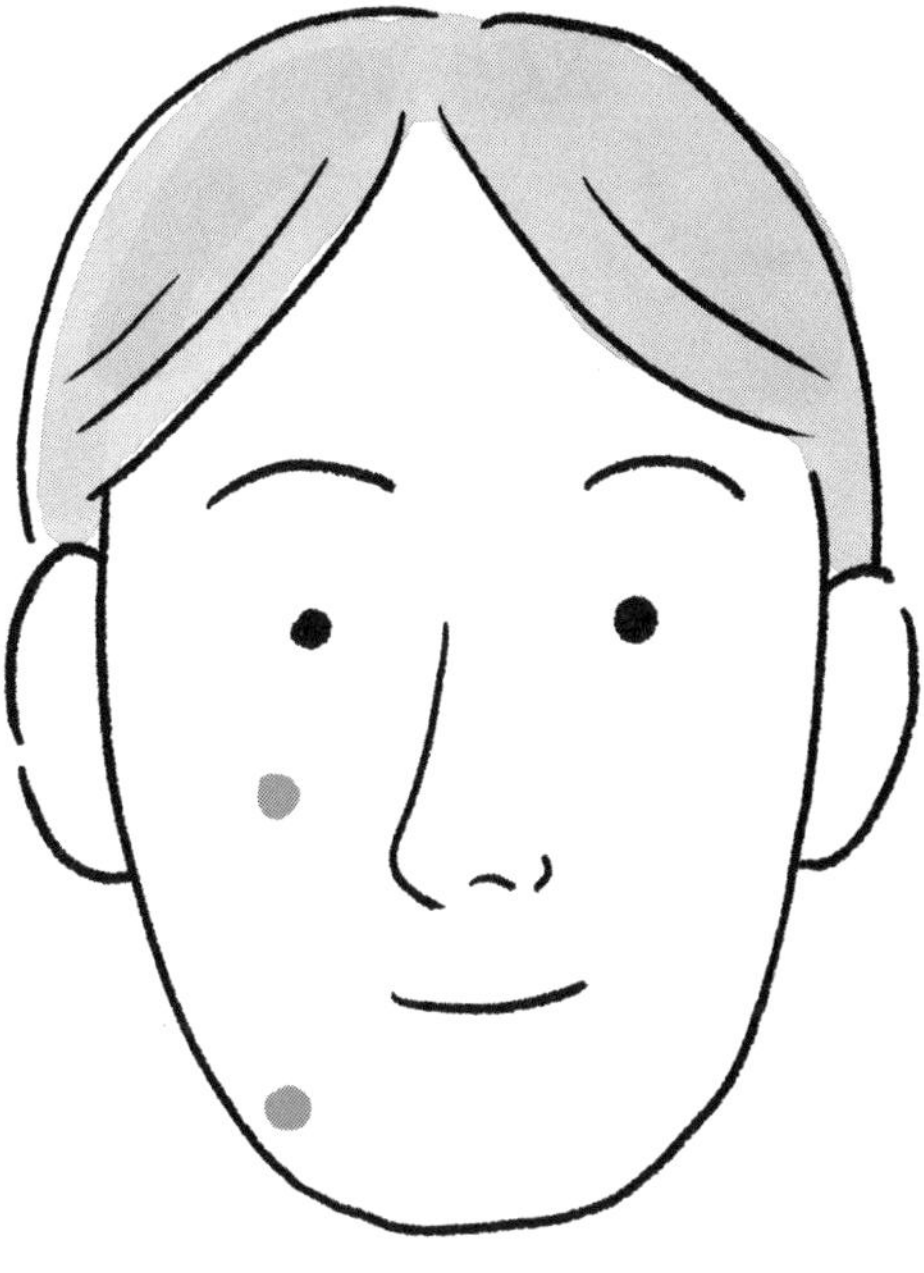

ツボ押し（バレーの3圧痛点）

上の歯が痛いときは鼻の脇、下の歯が痛いときはあごの脇、それぞれ痛いほうの側を指で押さえると、痛みが和らぎます（押さえて3呼吸、離して3呼吸×2セット）。

ふとした拍子に大激痛！「こむら返り」

疲れが原因でなりやすい。
普段からの予防も大切。

足裏を反らす　ふくらはぎマッサージ

ふくらはぎの筋肉が急にけいれんを起こし、激痛を伴う症状です。運動中や寝ている間に起こることが多く、主な原因は疲れです。

こむら返りを起こしたときの応急処置は、**足先をつかんで足裏を反らせること**です。ふくらはぎの筋肉が伸び、痛みが少しやわらぎます。

繰り返す場合は、予防のために、ふくらはぎをしっかりマッサージして、コリを解消しておきましょう。

ふくらはぎの筋肉と、そのまわりの組織との滑走性が良くなり、こむら返りを起こしにくくなります。

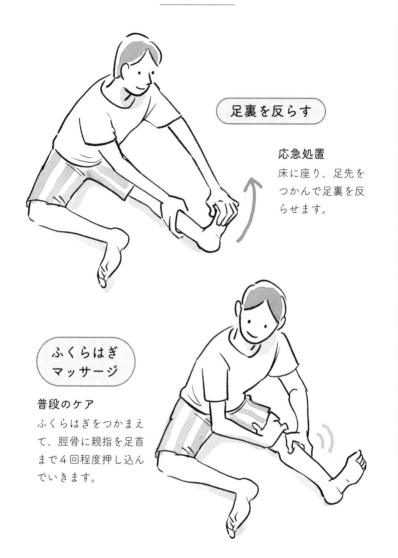

足裏を反らす

応急処置

床に座り、足先をつかんで足裏を反らせます。

ふくらはぎマッサージ

普段のケア

ふくらはぎをつかまえて、脛骨に親指を足首まで4回程度押し込んでいきます。

手をよく使う人は要注意「手首の痛み」

前腕の関節の収まりを良くしよう

肘の運動　指引っ張り

手首が痛いときには、肘を机に乗せ、反対の手で手首をつかみ、肩に近づけるように引き寄せます。肘をおさえてギューッと伸ばし、元に戻したら、今度は拳を反対側に返してから同じように肩に向けてギューッと引き寄せます。これを3セット。その後、手の指を反対側の手で握り、1本ずつ引っ張ります。特に伸びの悪い指を見つけたら、引っ張りながら3呼吸数えます。こうすると**橈尺《とうしゃく》関節と呼ばれる前腕の関節の収まりがよくなり、痛みの大部分が解消します。**それでも痛みがある場合は、早めに受診しましょう。

SELF CARE

肘の運動

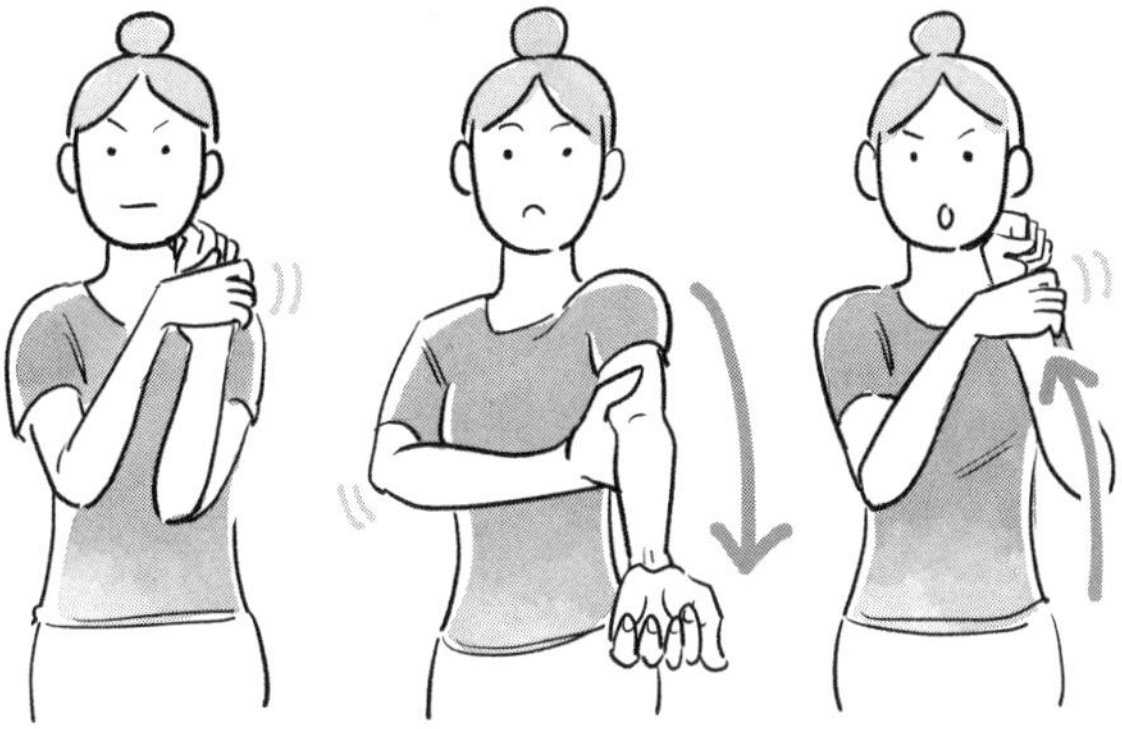

1 反対の手で手首をつかみ、肩に近づけるようにギューッと引き寄せます。

2 今度は肘をおさえ、ギューッと伸ばします。

3 拳を反対側に返してから同じように肩に向けてギューッと引き寄せてから、同様に腕を伸ばします。３セット行います。反対側の手も行います。

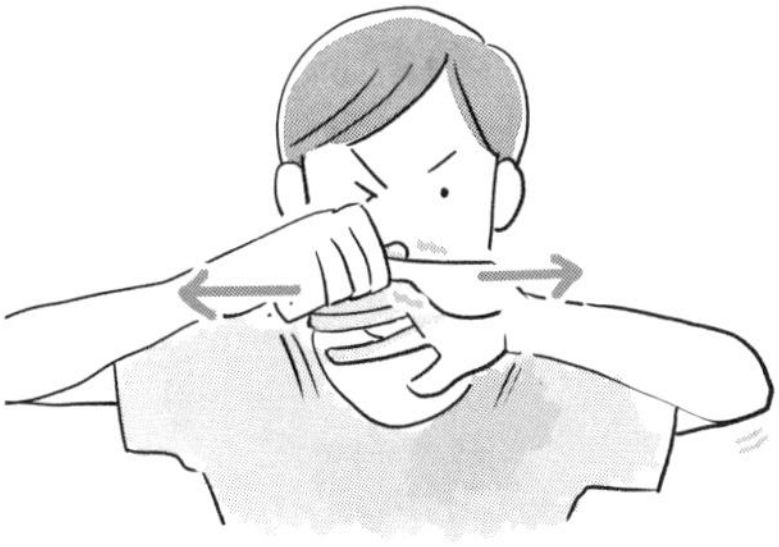

指引っ張り

手の指を反対側の手で握って、１本ずつ引っ張ります。特に伸びの悪い指を見つけたら、引っ張りながら３呼吸数えましょう。

膝を回して解消できる「足首の痛み」

かかとをそろえて
グルグル回そう

ぐるぐる膝回し

足首の痛みを感じたら、まず膝回しを行いましょう。かかとをそろえて真っ直ぐ立った状態で軽く膝を曲げ、両手を膝に乗せてグルグル回す運動です。10秒くらい回したら、反対側にも回します。次に、痛いほうの足の指を反対側の手で1本ずつ引っ張ります。指を引っ張るときに息を吸うと、指の抵抗が強くなる感じがあるはずです。特に伸びが悪い指を見つけたら、引っ張った状態で3呼吸数えましょう。70ページで膝の痛みに対して、膝には直接アプローチせずに、足首を回す方法をお伝えしました。今度は逆に膝を動かすことで足首の骨を動かし、痛みの解消につなげる手法です。

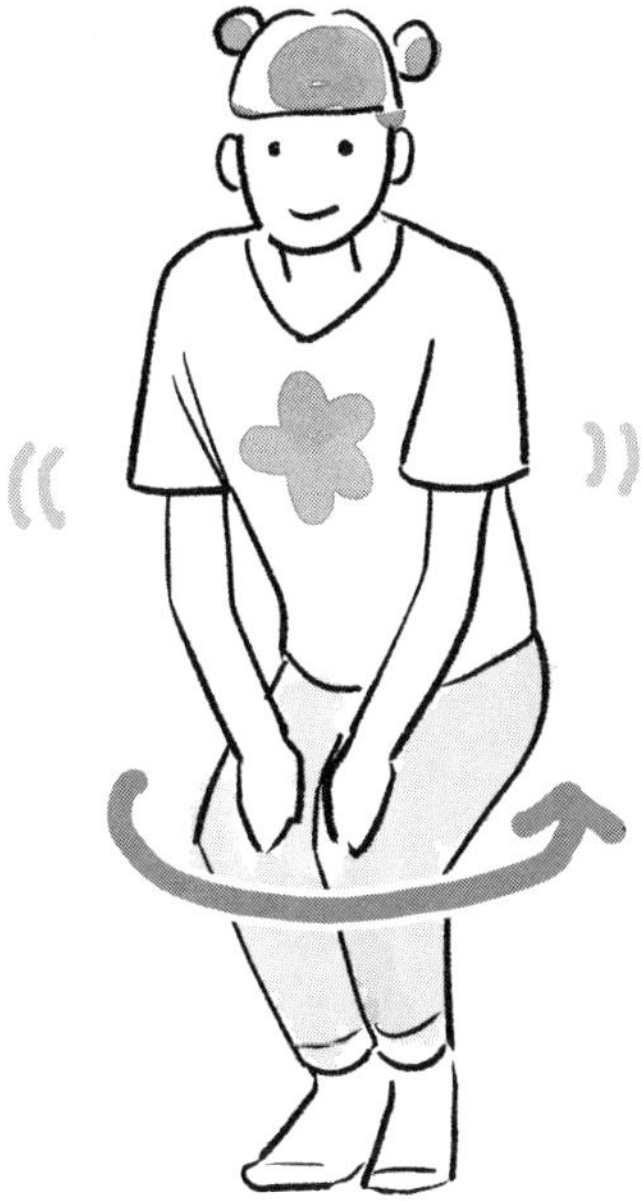

ぐるぐる膝回し

かかとをそろえて真っ直ぐ立った状態で軽く膝を曲げ、両手を膝に乗せてグルグル回します。10秒くらい回したら、反対側にも回します。

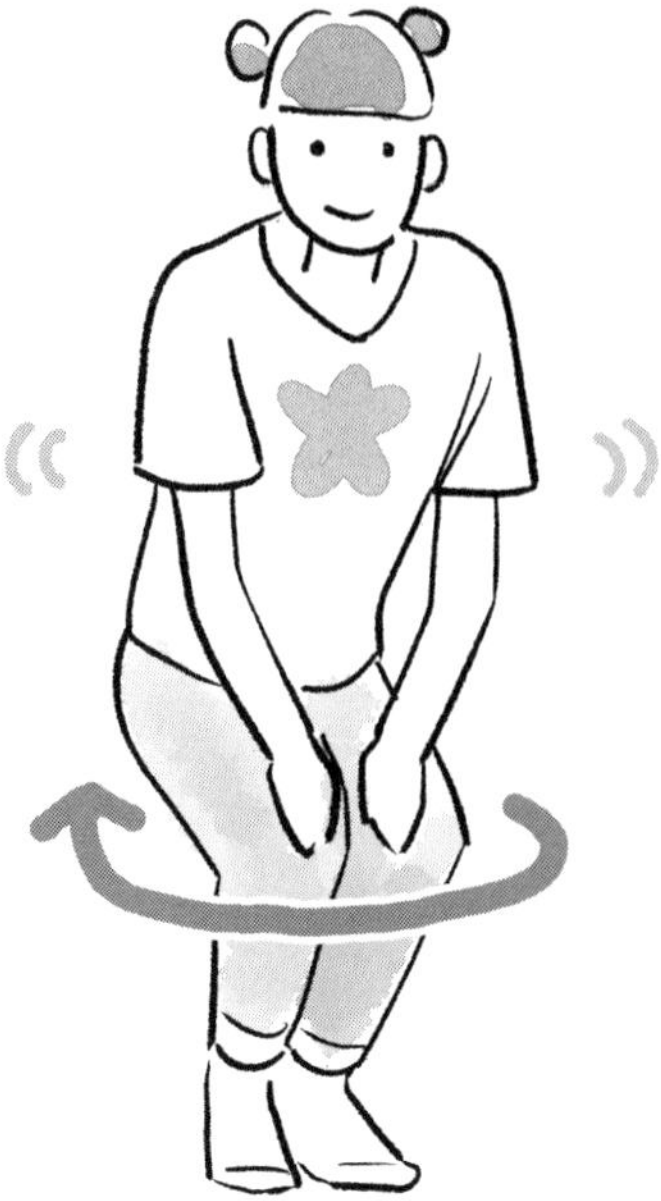

目覚めてびっくり！「寝違え」

身体を曲げたりねじったり……で
驚きの効果！

体を横に曲げる運動　身体ねじり

寝違えて首を痛めたときは、まずは肋骨《ろっこつ》を動かしましょう。**ラジオ体操の「体を横に曲げる運動」をしてください。**これをすると、肋骨がバラバラと開き、背骨も同時に動きます。そうすると、首の1か所に集中してかかっていた負担が背骨全体に分散されるので、首がラクになってくるのを実感できます。まずは動きやすい方→動きにくい方→動きやすい方。これを3回。ほかには、**身体をねじる動きをするのも効果的です。**仰向けに寝て、左の膝を直角に曲げて膝裏を右手で持ち、左脚の太ももの上で押さえます。

SELF CARE

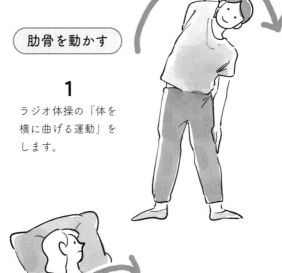

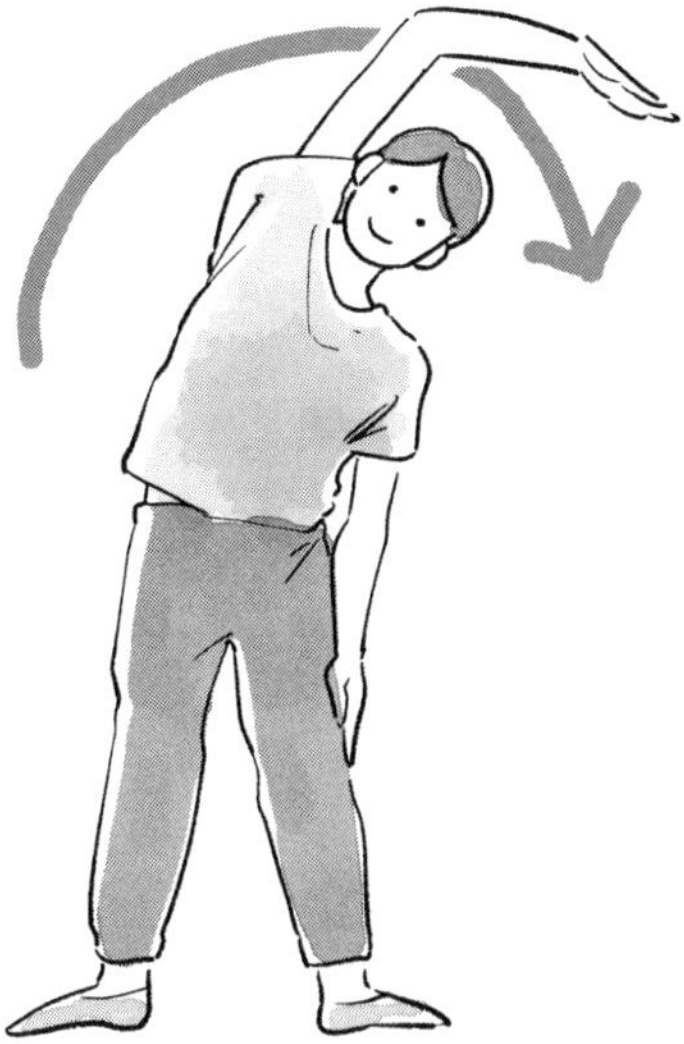

肋骨を動かす

1

ラジオ体操の「体を横に曲げる運動」をします。

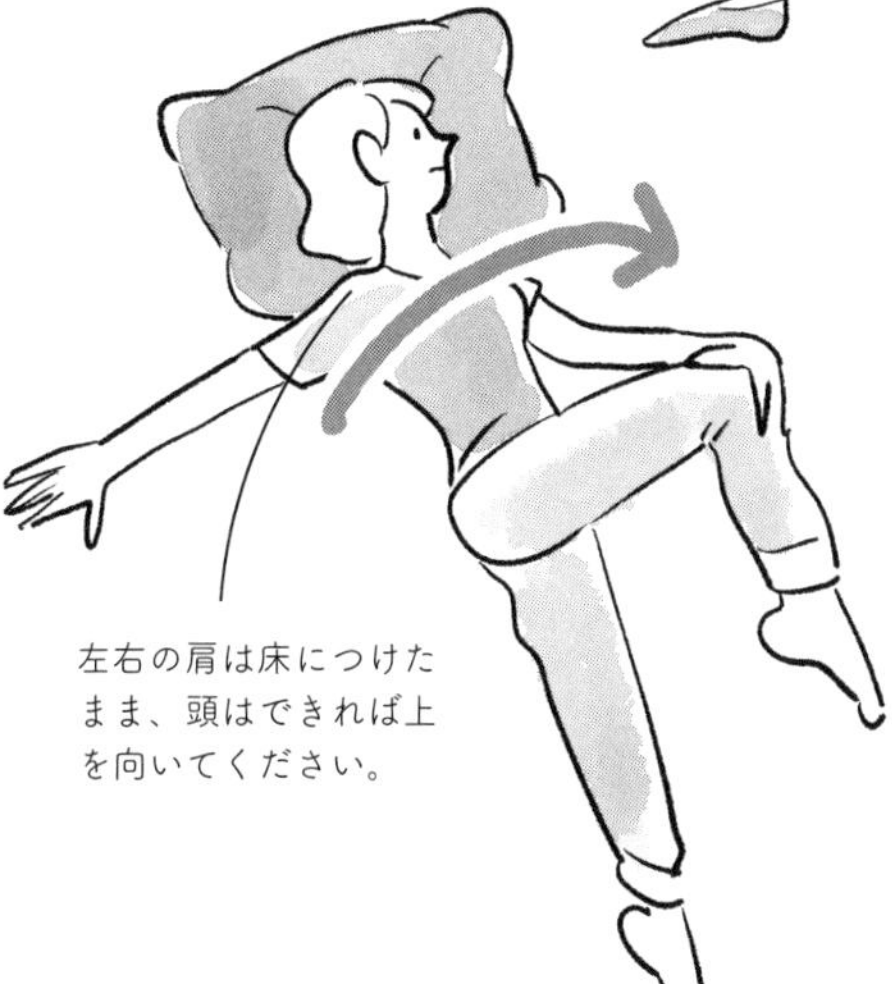

左右の肩は床につけたまま、頭はできれば上を向いてください。

2

仰向けになり、左膝を直角に曲げて膝裏を右手で持ち、左脚の太ももの上で押さえます。そこから腰を右側にねじります（3呼吸伸ばして3呼吸休む×3セット）。反対側も同様に行いましょう。

そこから腰を右側にねじり、両肩は床に付けたまま、できれば頭は天井を向きます（3呼吸伸ばして3呼吸休む×3セット）。反対側も同様に行いましょう。

見た目は腰をねじっているようですが、実は、可動域が広い背骨のほうがねじれが大きくなります。それによって首の負担が分散されるというわけです。大きくねじるとラクになる確率が高まると思います。

寝起きで痛みを感じたら、ベッドの上でこのストレッチを行い、少し動けるようになったら立って「体を横に曲げる運動」をする。これがベストな組み合わせです。

人は後ろを振り返るときに背中と首を同時にねじる動作をするのですが、背中が動かずに首だけ動かすクセのある人は、寝違えを起こしやすくなります。

普段から背骨ごとねじるようにしていると、寝違えの予防になるだけでなく、寝違えたとしても回復が早くなります。

コラム3

痛いところの「隣の関節」を調整するのがコツ

身体均整法では、ある1つの関節が痛いときに、その隣の関節を調整してから、痛みのある関節の施術に取り組むことがあります。そうすると、隣の関節を調整するだけで痛みが改善することが珍しくありません。

膝の場合も、足首や股関節を動かしてあげると、膝を構成している骨も一緒に動くので、引っかかりが解消されて、はまり具合が良くなります。その結果、痛みがなくなる可能性が高いのです。

痛い部分に直接アプローチせずに、痛くないところから骨を動かす。本書ではこの方法がたびたび出てくるので、覚えておくとよいでしょう。

風邪や疲れ、ストレスで腫れる「扁桃腺《へんとうせん》の痛み」

「扁桃腺」と「手首」の意外なつながり

手首のストレッチ

扁桃腺《へんとうせん》は風邪や疲れ、ストレスなどが原因で赤く腫れると、痛みます。つばを飲み込んでみて、左右のどちら側が痛いのかを確認しましょう。痛いほうの手首が太くなっていることがよくあるので、まずは78ページの「肘の運動」を行ってみてください。または、手首をパタパタと振ってから手首を伸ばします（左ページ「手首のストレッチ」）。そうすると手首が締まってくるので、扁桃腺の痛みも改善されると思います。

手首と扁桃腺は一見関係なさそうですが、整体などではよく行われている施術です。

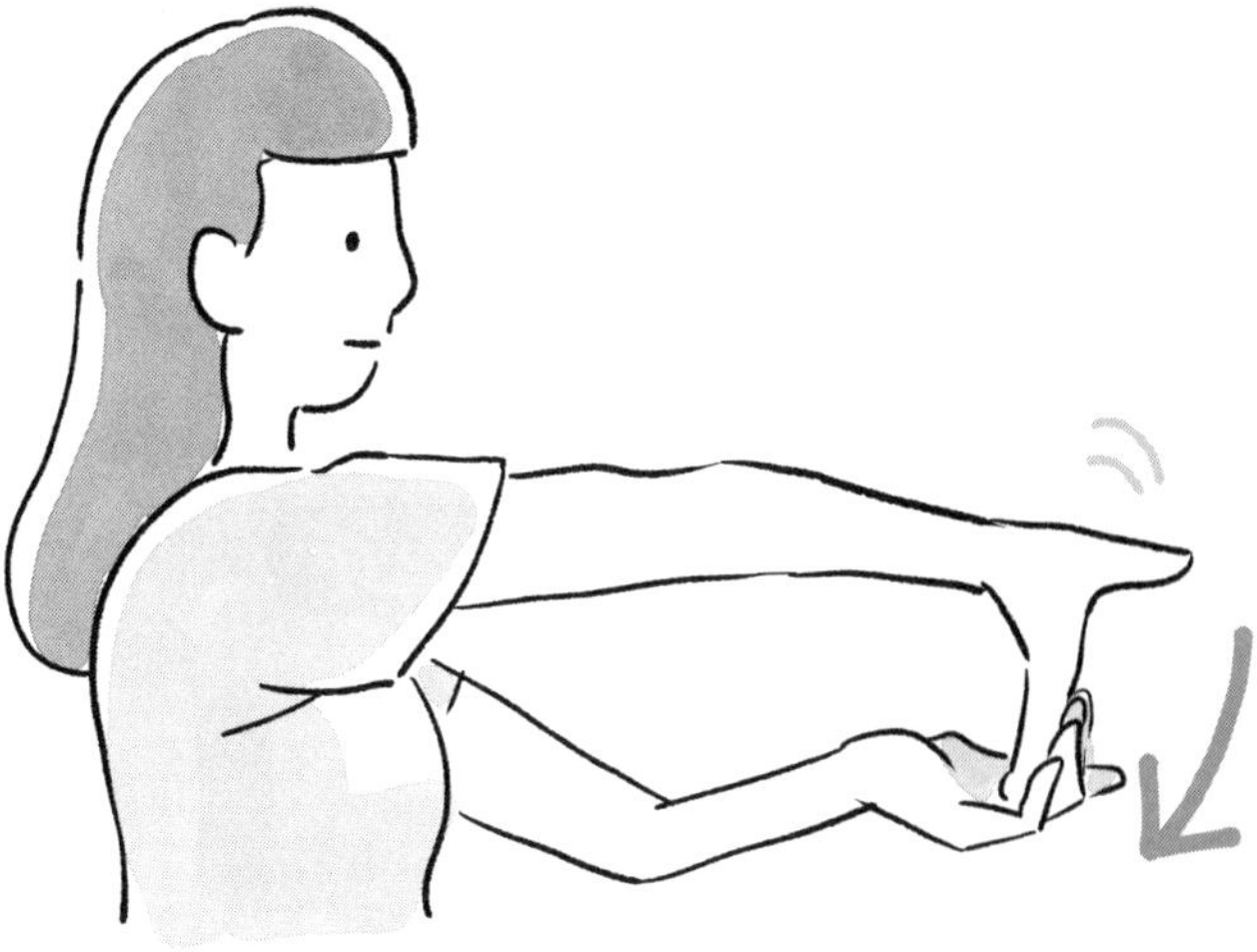

手首のストレッチ

手首をパタパタと振って手首を伸ばします。手首を伸ばすときは、腕を前に出し、指先を下に手のひらを前に向け、もう一方の手でつかんで体のほうに反らせていきます。この状態でキープして3呼吸しましょう。

40〜50代女性に多い「股関節の痛み」

違和感は、お尻の中の筋肉の
ゆるみが原因

股関節トレーニング

脚の付け根のあたりに違和感や痛みを感じる場合、多くは変形性股関節症に原因があると疑われます。

簡単なセルフケアは、**股関節のトレーニング**です。これをすると、お尻の中にある外旋六筋《がいせんろっきん》を使ったりゆるませたりすることができます。

外旋六筋とは、股関節を外側にねじるための筋肉。この筋肉のバランスが崩れることで痛みが生じるので、筋肉に働きかけながらバランスを整えることが大切です。筋肉を動かすと、血液を流すポンプ作用が働くので、発痛物質や疲労物質を押し流し、痛みを解決してくれるのです。

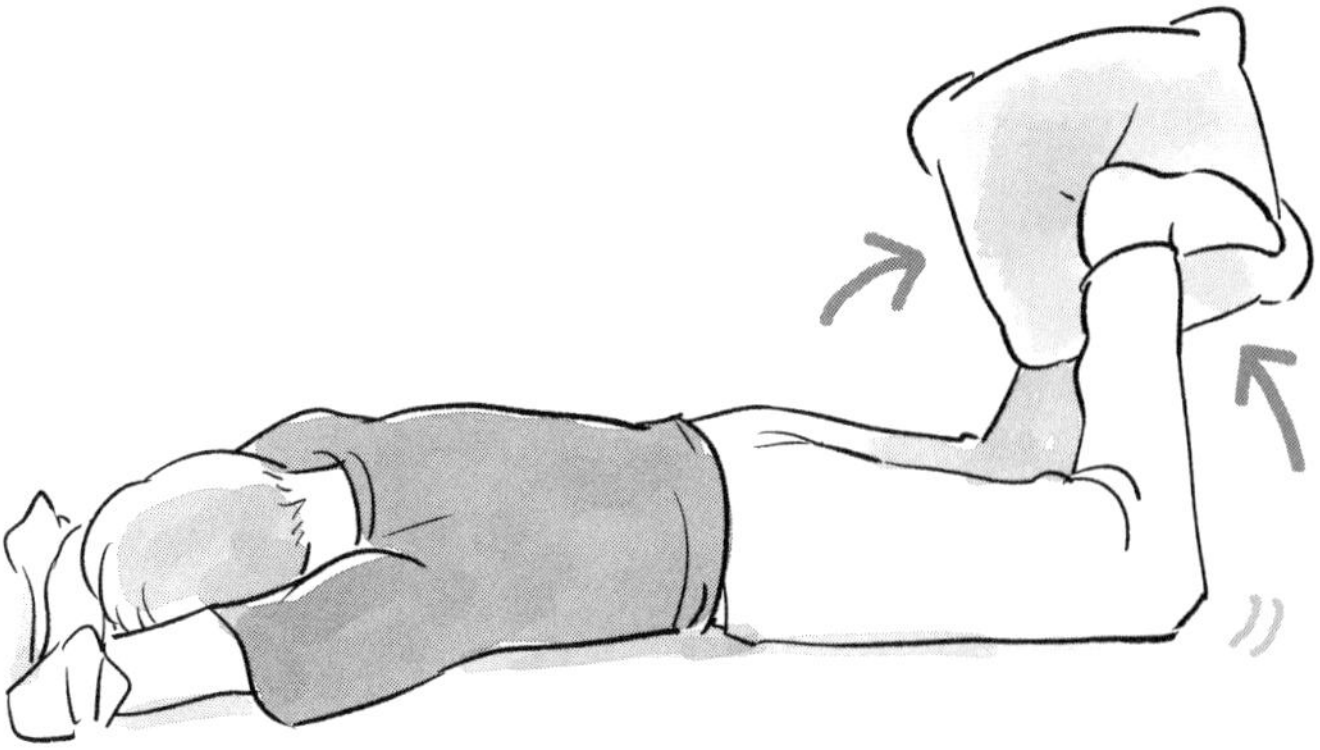

股関節を外側にねじる

うつ伏せになり、枕やぬいぐるみなどを両足のかかとで挟んでギューッと力を入れていきます。挟んで力を入れてからゆるませる、を5回くらい繰り返します。

痛くて腕が上がらない！「五十肩」

ポイントは
「肩甲骨を動かす」こと！

壁押し

中高年になると、肩関節のまわりに炎症が起こり、肩が痛くて腕が上がらなくなることがあります。一般的に「五十肩」などと呼ばれている症状です。この場合は、**壁押し、つまり立ったまま壁を使って腕立て伏せを行うと、意外とすぐに治る**ことがあります。肩が痛いと、床で腕立て伏せをするのは難しいですが、立ったまま壁を押すことならできると思います。はじめは動きを確認しながら3回。できそうなら毎日回数を増やしていきましょう。**ポイントは、肩甲骨をよく動かすこと。**

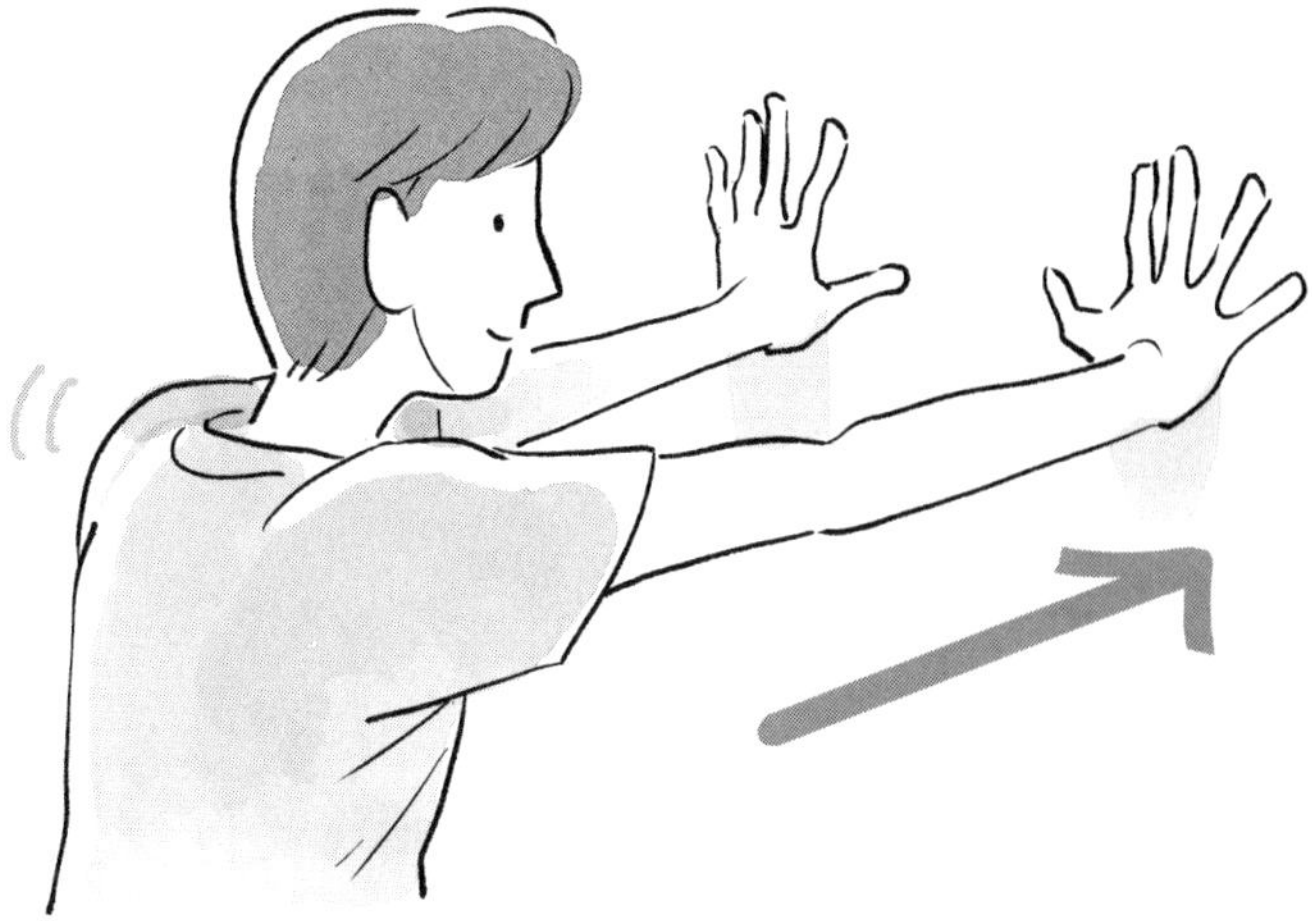

壁押し

両足を床に、両腕を肩幅に広げて壁につき、
肘を伸ばしたまま壁をグーっと押します。
肩甲骨を寄せるイメージです。

肘を折り曲げる普通の腕立て伏せというより、肘は伸ばしたまま肩甲骨を後ろにニョキッと出したり戻したりしながら肩甲骨をストレッチするイメージで行ってください。

ここで簡単に五十肩が起きるメカニズムと、改善の理屈をお伝えしておきましょう。まず、年齢と共に肩甲骨まわりの筋肉があまり使われなくなると、肩を支えている筋肉のバランスが崩れてきます。「ゆるんでいる筋肉」と「頑張っている筋肉」に分かれ、頑張っている筋肉に一方的な負荷がかかるので、肩がとても痛くなってくるのです。

逆にいうと、もう一度、全体の筋肉で肩を支えられるようになれば、特定の筋肉に負荷が掛かることもなく、痛みを抑えることも可能となります。

いってみれば、**壁で行う腕立て伏せは、怠けている筋肉を目覚めさせるための1つの方法**というわけです。慢性的な五十肩が続いてしまった場合はなかなか改善するのが難しいですが、なり始めのタイミングで行うには理想的なセルフケアといえます。できるだけ早めに取り組むのがベストです。

便利なスマホやパソコンの副産物「首のコリ・痛み」

「うつむいた姿勢」で
長時間固定してしまうのが原因

斜角筋《しゃかくきん》ストレッチ

スマホやパソコンを使うために、うつむいた姿勢を長時間固定していると、首の後ろの筋肉に負担がかかり、首のコリや痛みを発生させます。

これを解消するためにおすすめなのが、首のストレッチ。でも**首の筋肉はバランスがデリケートなので、やるときは首全体に効かせるのがコツ**です！　首の横にある斜角筋という筋肉に注目したストレッチです。斜角筋は前斜角筋・中斜角筋・後斜角筋の3つに分かれるので、3種類のストレッチをで首全体をカバーできます。

ベッドに仰向けになり、右手をお

尻の下に入れて固定します（お尻の下に手を入れるのは、肩が動かないようにするためです）。

そこから左手で頭の右側をつかみ、左側へと引っ張ります。このとき、①顔を右上に向けると前斜角筋が伸び、②顔を左側に向けると中斜角筋が伸び、③顔を左下に向けると後斜角筋が伸びます。

反対側も同じように行いましょう。顔を向ける角度によって、伸びている箇所が違うのを実感できると思います。仕事の休憩中などに、イスに座ったまま行ってもかまいません。このとき背中は真っ直ぐにして、肩が上がらないように注意してください。使っていないほうの手でイスの背をつかむとやりやすくなります。

特に肩の位置が上がった状態の「いかり肩」になっている人がこのストレッチをすると、筋肉がゆるんで改善できます。施術所でときどき高さが左右で不ぞろいな肩の人を見るのですが、脈を測ってみると「左手だけ脈がない」など、脈の偏りがあるケースがあります。これは斜角筋が固まって、血液が通っていない証拠。ストレッチで血流を促してあげることが大切です。

斜角筋のストレッチ

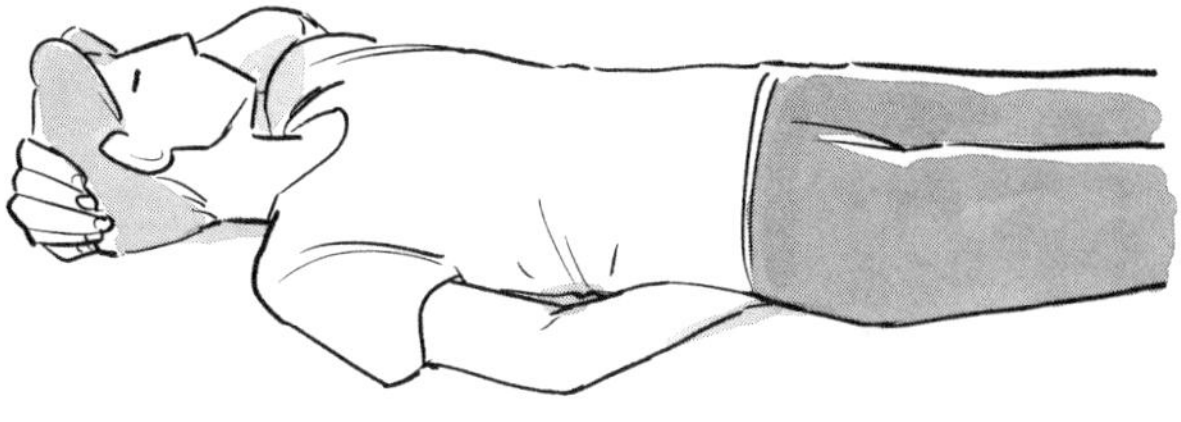

1 仰向けになり、右手をお尻の下に入れて固定します。

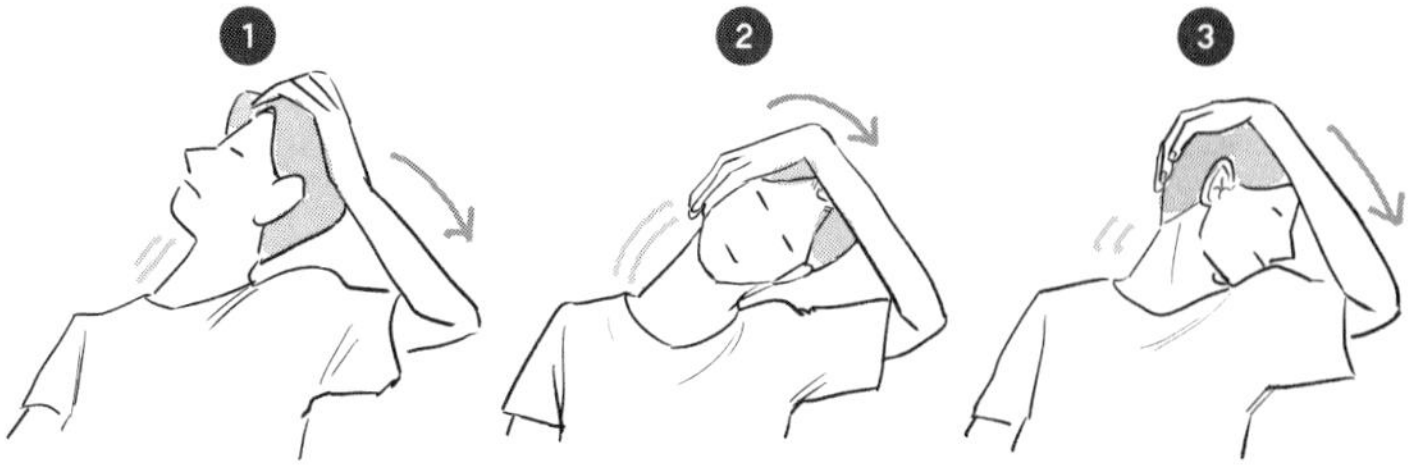

2 左手で頭の右側をつかみ、左側へと引っ張ります。このとき顔を右上に向けると前斜角筋が、左側に向けると中斜角筋が、左下に向けると後斜角筋がそれぞれ伸びます。反対側も同じように行いましょう。

2章

「ちょっとした不調」を自力で取り除ければ、毎日がもっと快適に

生活の中でちょっとした不調を感じたら、まずはあわてないことが大切です。

今までに経験したことのない症状の場合は、すみやかに医療機関に行くべきですが、「たまにこういうことがある」というレベルの症状に対しては、あわてずにこの章に書いてあるセルフケアを試してみましょう。

根本治療を行うことも重要ですが、あまり根本治療を求めすぎると、それがストレスになることもあります。ちょっとした不調なら対症療法で乗り越え、日常を取り戻せればOK。そのくらいのスタンスで、肩の力を抜いて取り組んでいただければと思います。

取り急ぎ、今、何とかしたい「眠気、睡眠不足」

どうしても眠れない緊急事態に

耳引っ張り

睡眠不足が続いて眠気を感じたら、とにかく無理をせずに、睡眠を取ることが一番。

とはいえ、会議中やデスクワークの最中など、「すぐに寝られないけど、取り急ぎ、今、この眠気を何とかしたい！」という緊急事態に見舞われることがあります。

そんなときにおすすめしたいのが、**耳を引っ張る**というセルフケアです。耳の先端の痛いところを探して手でつまみ、上の方向へ引っ張ると、それだけで眠気が覚めます。

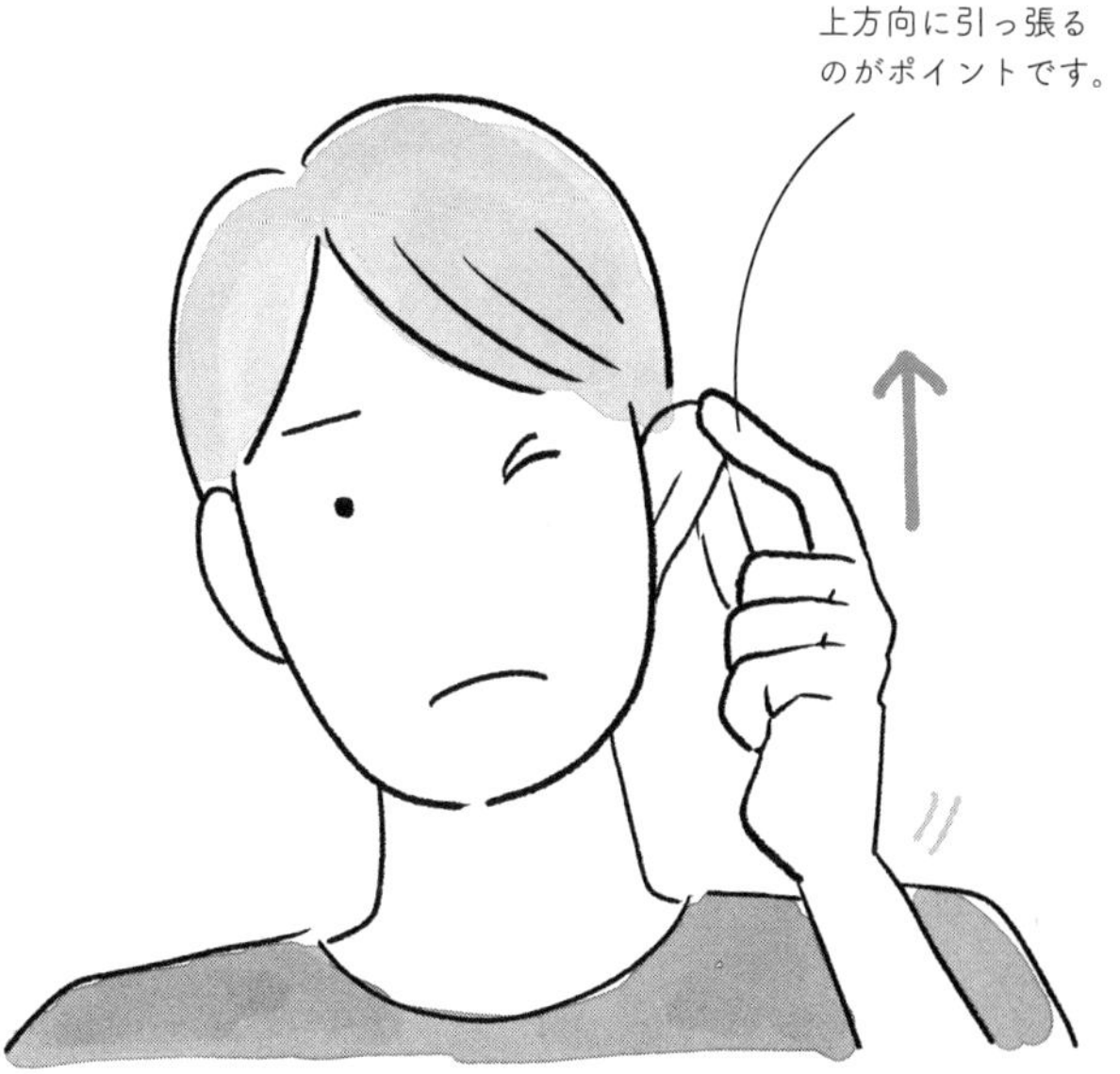

耳引っ張り

耳の先端の痛いところを探して
手でつまみ、引っ張ります。

つらい吐き気やムカムカ！「乗り物酔い」

迷走神経の興奮を、いかに抑えるかがカギ

内関《ないかん》　膻中《だんちゅう》

乗り物酔いに効くことで有名なのが、**内関**《ないかん》というツボです。ここをギューッと押さえて腕を伸ばしてあげると酔いが軽減されます。

そして乗り物酔いに効果のあるもう1つのツボが**膻中**《だんちゅう》です。少し痛いくらいにすると、ムカムカが減ります。

吐き気やムカムカは、迷走神経の興奮が原因で起こります。膻中のツボを押すと、食道のあたりの交感神経が興奮し、迷走神経の反応が減るので、吐き気やムカムカが抑えられるというわけです。

内関を押す

手のひらを上に向けて、手と手首の境目のシワの真ん中から指3本分ひじ側の部分。腕の真ん中にある、縦2本のすじの間が目安です。

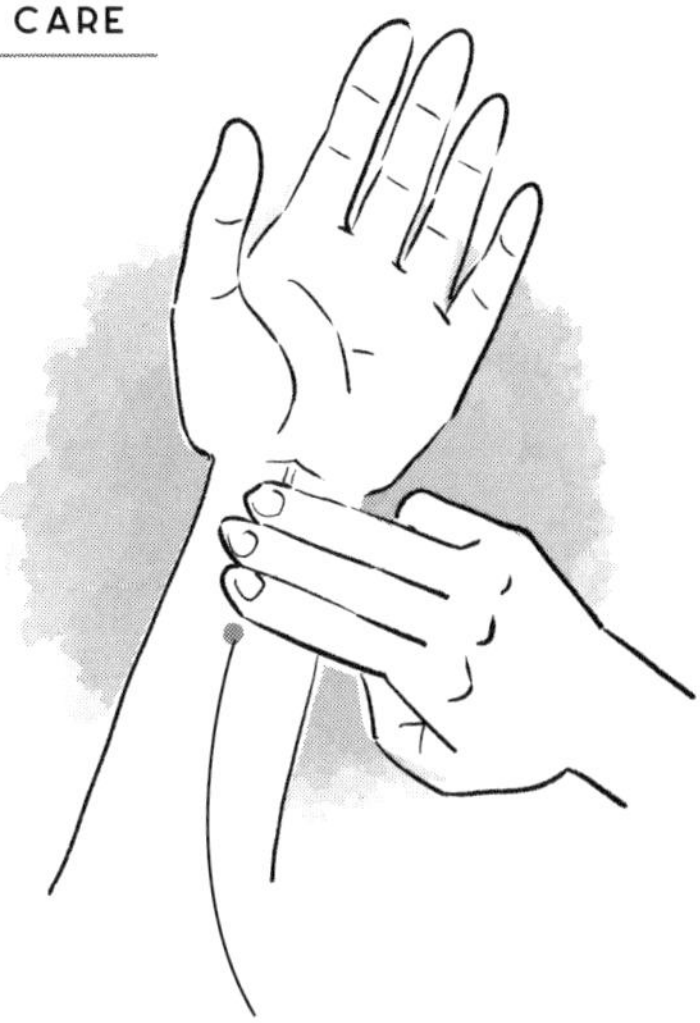

肘側から、すじの間に指先をぐっと押し込むような感じで、ギューッと押します。

膻中を押す

ツボを押さえて、皮膚と骨をこすりつけるようにします。鎮痛安定作用があり、自律神経の調整などにも効果があります。

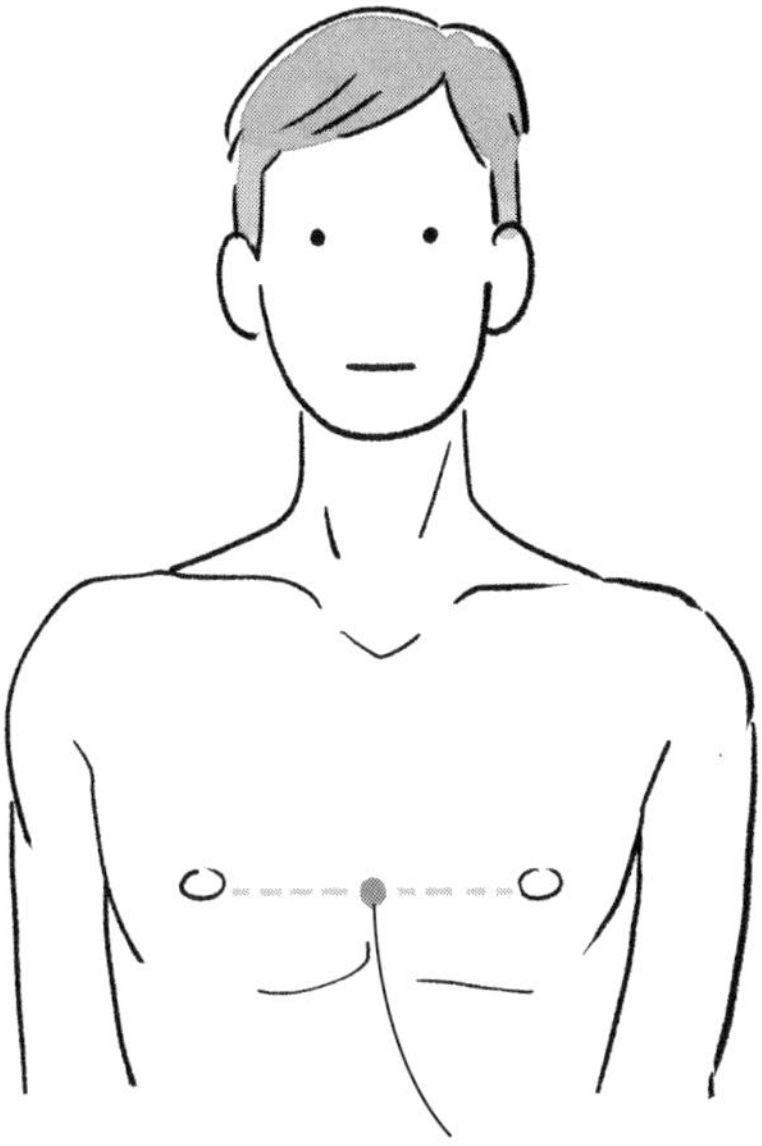

みぞおちの上、左右の乳首の中間にあります

今すぐ何とかしたい！「鼻水」「鼻づまり」

勢いよく前ももを伸ばして交感神経を刺激する

尻叩き

鼻水、鼻づまりを解消したいときは、尻叩きをしてみましょう。勢いよくかかとを後ろに振り上げ、お尻に叩きつけるように動かす運動です（かかとがお尻につかなくても大丈夫）。

勢いよく前ももを伸ばすことで交感神経が刺激され、鼻の毛細血管が収縮して鼻の通りがよくなります。

左右でお尻にかかとが付きにくいほうの鼻の穴が詰まっているはずなので、そちらを繰り返し行うとよいでしょう。

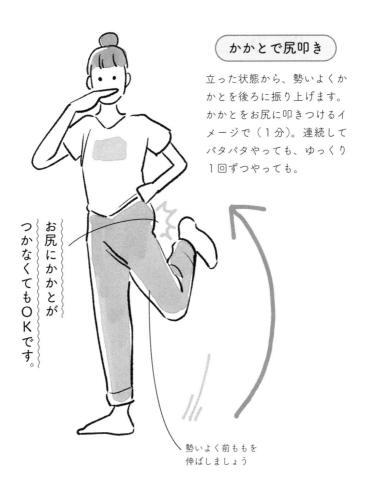

かかとで尻叩き

立った状態から、勢いよくかかとを後ろに振り上げます。かかとをお尻に叩きつけるイメージで（1分）。連続してパタパタやっても、ゆっくり1回ずつやっても。

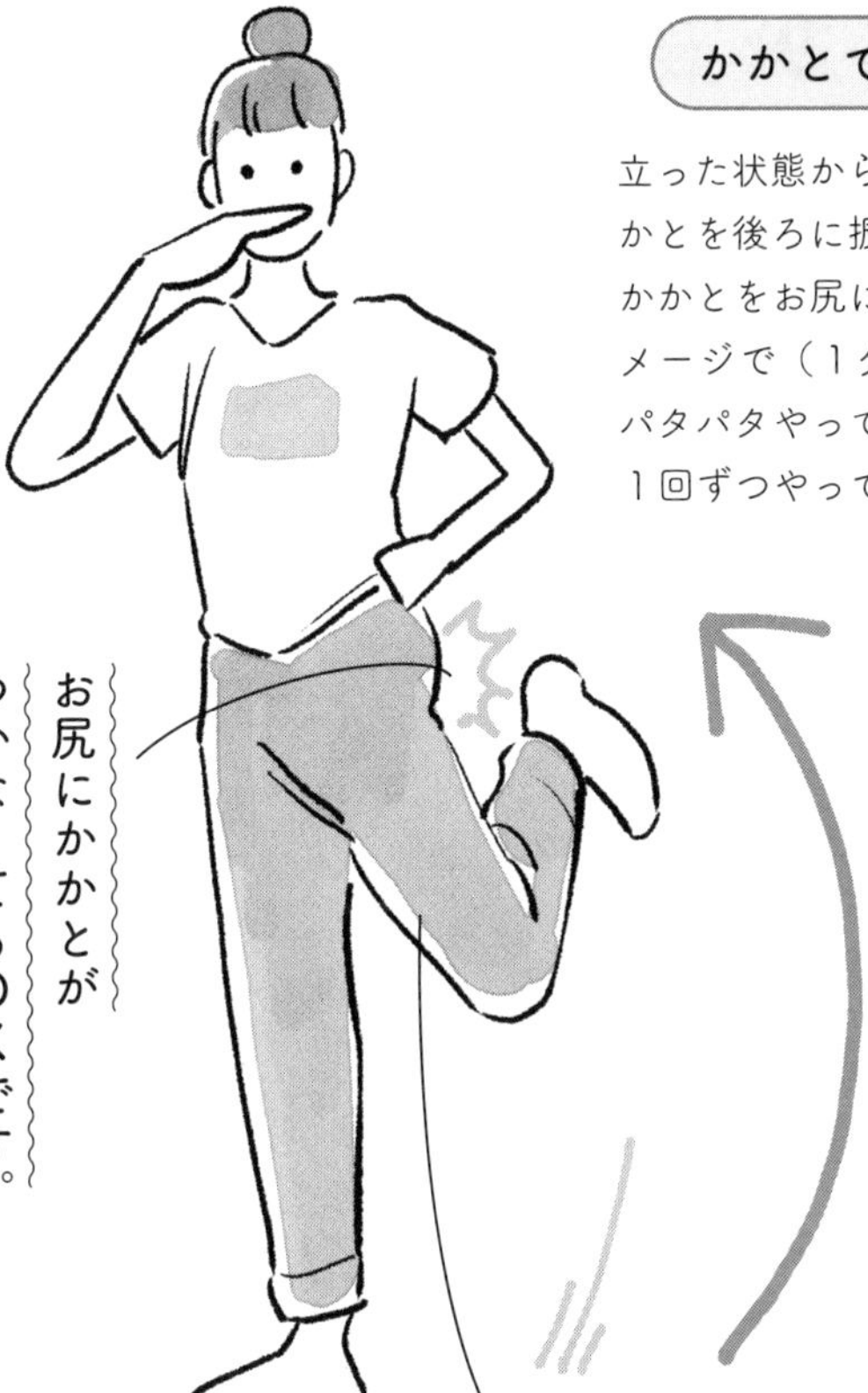
お尻にかかとが
つかなくてもOKです。
勢いよく前ももを
伸ばしましょう

焦る前に試してみて！「咳《せき》が止まらない」

迷走神経の興奮で咳が起こる。
ということは……

耳マッサージ

咳《せき》がなかなか止まらない場合は、片方（特に左）の耳に指を突っ込んでみてください。そこからしばらく押さえましょう。それでもイガイガするなら、反対の耳を同じように押さえてください。

咳は、迷走神経の興奮で起こるのですが、耳の穴にはこの神経が走っているので、耳を押さえることで抑制できるというわけです。自宅で手元に耳かきや綿棒があるときは、それを使って耳の穴をかくのもよいでしょう。

耳は、迷走神経が走っているだけでなく、重要なツボが集まっている部位でもあるので、本書でも耳を使ったセルフケアはたびたび登場します。

SELF CARE

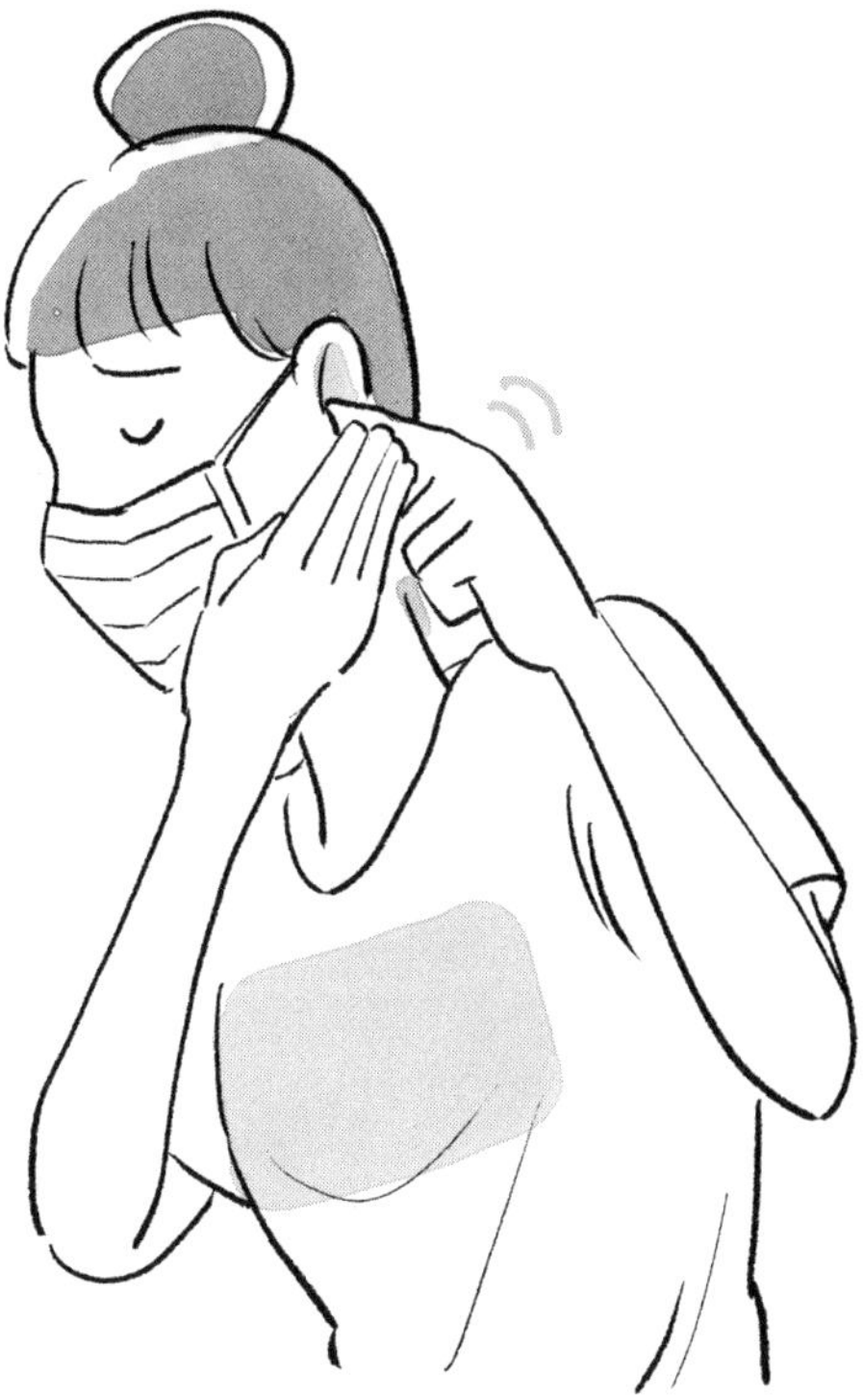

耳の穴を押さえる

耳に指を入れ、そこから耳の穴をぐーっと押し開くようにします。しばらく反対の指で軽く押さえて、3呼吸。

つい、飲みすぎた次の日の「二日酔い」

心身ともにダルいときは、交感神経を刺激しよう

大股歩き

二日酔いのときは、これ以上開けないぐらいの大股で歩いてみましょう。3〜4歩歩くだけでも、気分がスッキリしてくるはずです。指の骨を鳴らすと、二日酔いの気分の悪さが軽減されます。

実は、二日酔いで頭痛がどうして起こるのかはほとんど解明されていません。でも、ボンヤリ、モヤモヤした気分から脱出するには、大股で歩く・骨を鳴らすなどで交感神経を刺激することで、グッとラクになってくるのです。

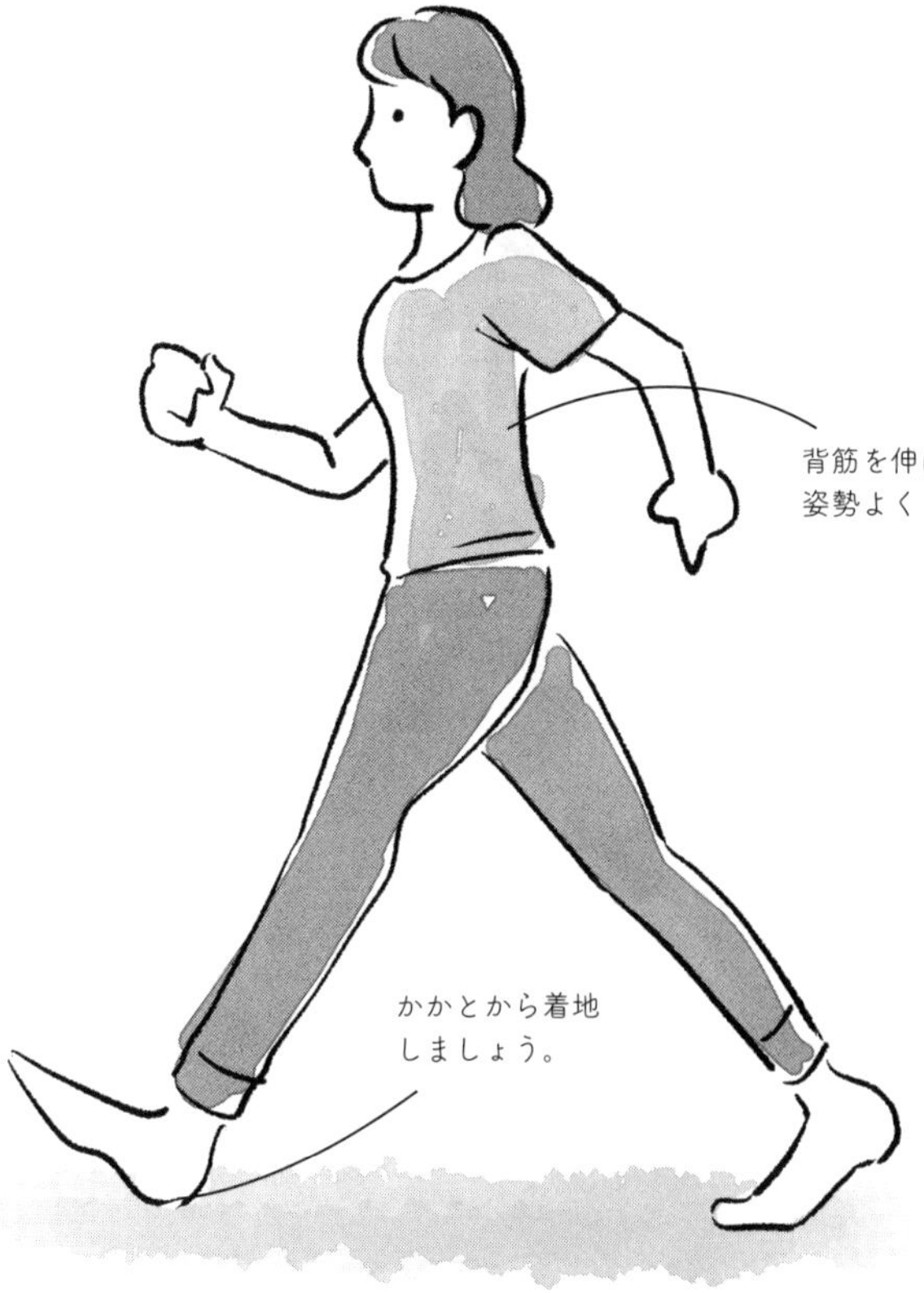
背筋を伸ばして
姿勢よく！
かかとから着地
しましょう。

大股歩きで気分スッキリ！

これ以上開けないぐらいの大股で歩きます。3～4歩歩くだけでもOK。

赤面！ なぜか「しゃっくり」が止まらない！

横隔膜《おうかくまく》の痙攣《けいれん》が、独特の音を起こす

首絞《しぼ》り

しゃっくりがなかなか止まらないという経験をしたことはないでしょうか。しゃっくりは横隔膜《おうかくまく》が痙攣《けいれん》を起こし、空気が急に吸い込まれたときに発生する特殊な音のこと。しゃっくりを止める方法として、呼吸を止める、冷水を飲む、急に驚かせるなどがよく知られています。

ここでは別の方法をご紹介しましょう。1つは「首を絞《しぼ》る」です。左首の、後ろを向いたときにシワが寄る部分を手で絞って押さえます。横隔膜につながる横隔神経がこの部分から出ており、押さえ込むことで神経を抑制できます。

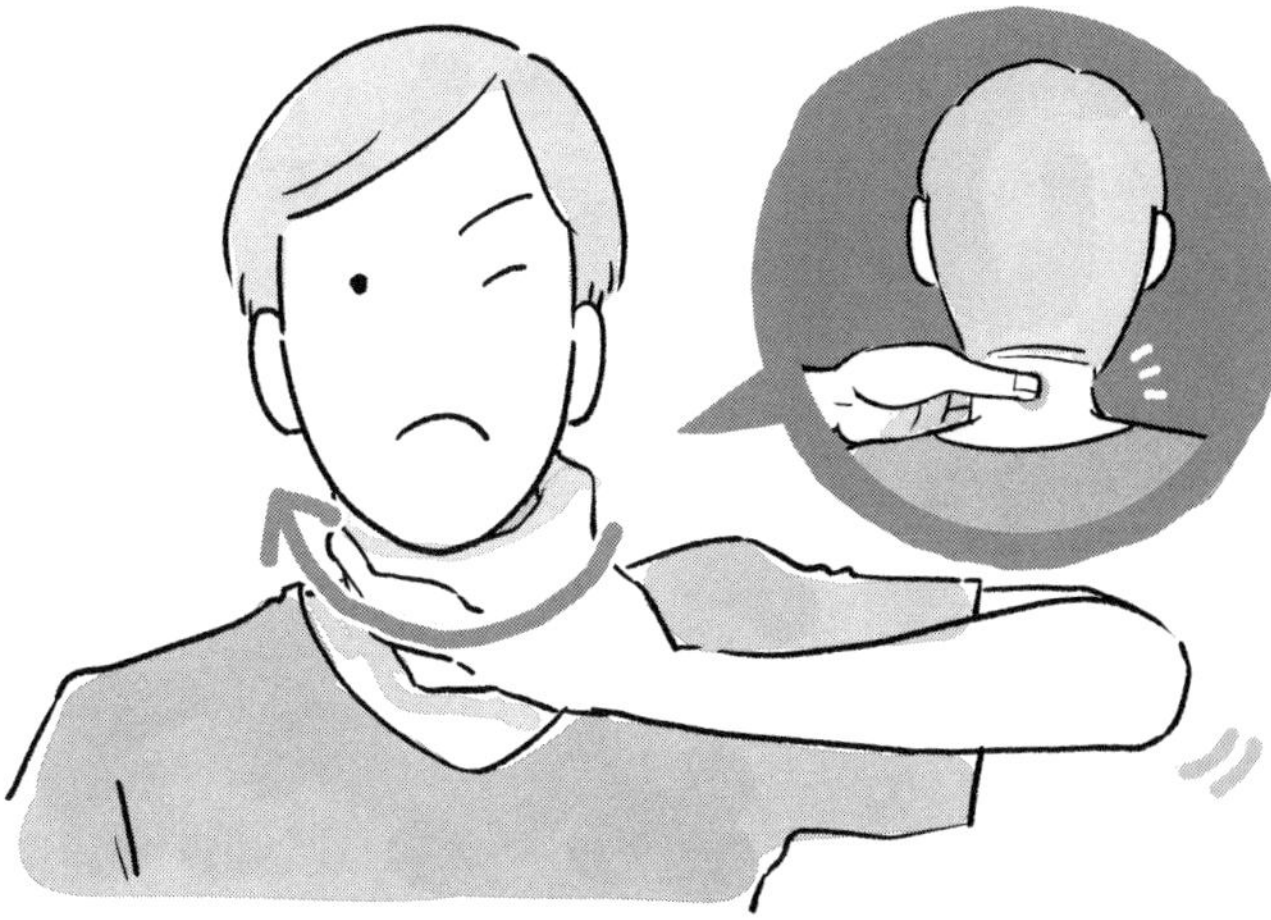

首絞り

首の真後ろに左親指を当てながら手を前に滑らせます。身体の左側のほうが神経の支配が強いので、左側で行います。

耳の奥から音がする!?「耳鳴り」

ケネディ大統領も悩まされた!?「あごのゆがみ」が原因

咬筋《こうきん》マッサージ

耳鳴りは、外から音が聞こえてこないのに、耳の奥で音がしているように感じられる症状。耳鳴りがしているときにほっぺたの筋肉（咬筋《こうきん》）を押さえてみてください。音が変わった感覚があれば、この筋肉をマッサージしましょう。あごのずれが調整されて耳鳴りが緩和されます。アメリカのケネディ大統領の主治医を務めたことで有名なトラベル医師も、咬筋を押さえると耳鳴りは消えると述べています。

押さえても音が変わらない、耳鳴りが止まらない人は受診をおすすめします。なお、最近は耳鳴りに効くというアプリも登場しています。

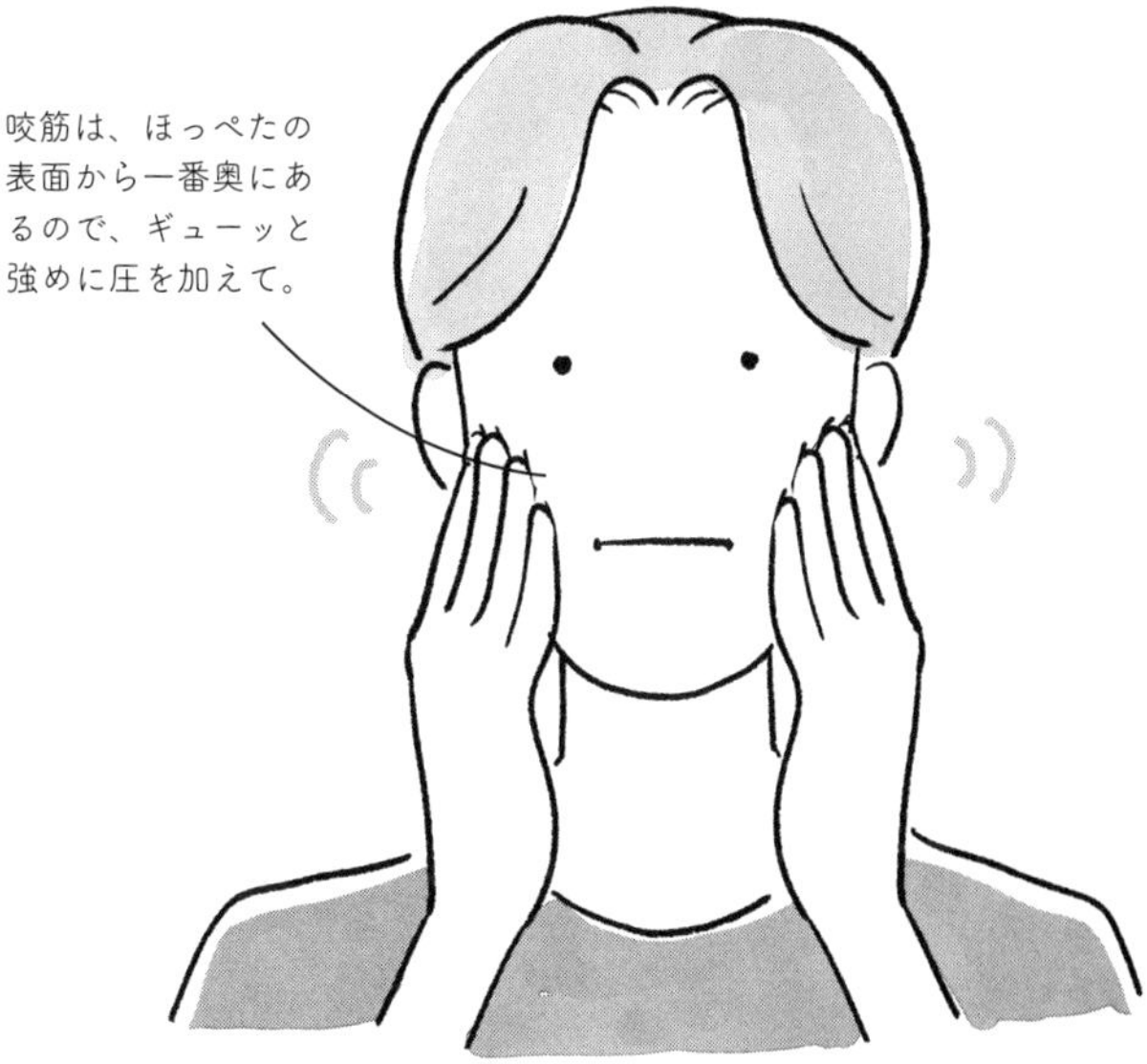
咬筋は、ほっぺたの
表面から一番奥にあ
るので、ギューッと
強めに圧を加えて。

あごのずれを調整する

ほっぺたの筋肉（咬筋）を押さえます。音が変わった感覚がある人は、この筋肉をマッサージします。

ブッフェで、会食で、「食べすぎで胃が重い」

食べすぎたとき、
人体は同時に太ももが張る!?

太もも伸ばし

食べすぎで胃が重い感じがするときは、だいたい太ももが張ってきます。

だから、こんなときは太もも伸ばしをすると、非常にラクになります。太ももを伸ばすと大腿骨《だいたいこつ》と背骨をつなぐ大腰筋《だいようきん》や横隔膜《おうかくまく》が伸ばされ、お腹全体の空間が開くようになるので、胃の重さが解消するのです。

上体を反らせるスペースがない場合は、太ももを手で押さえて横（外側から内側へ）に引っ張るようにするだけでもある程度、効果が得られます。筋繊維を横に引っ張ることでも、筋肉を伸ばす距離を、ある程度稼ぐことができます。

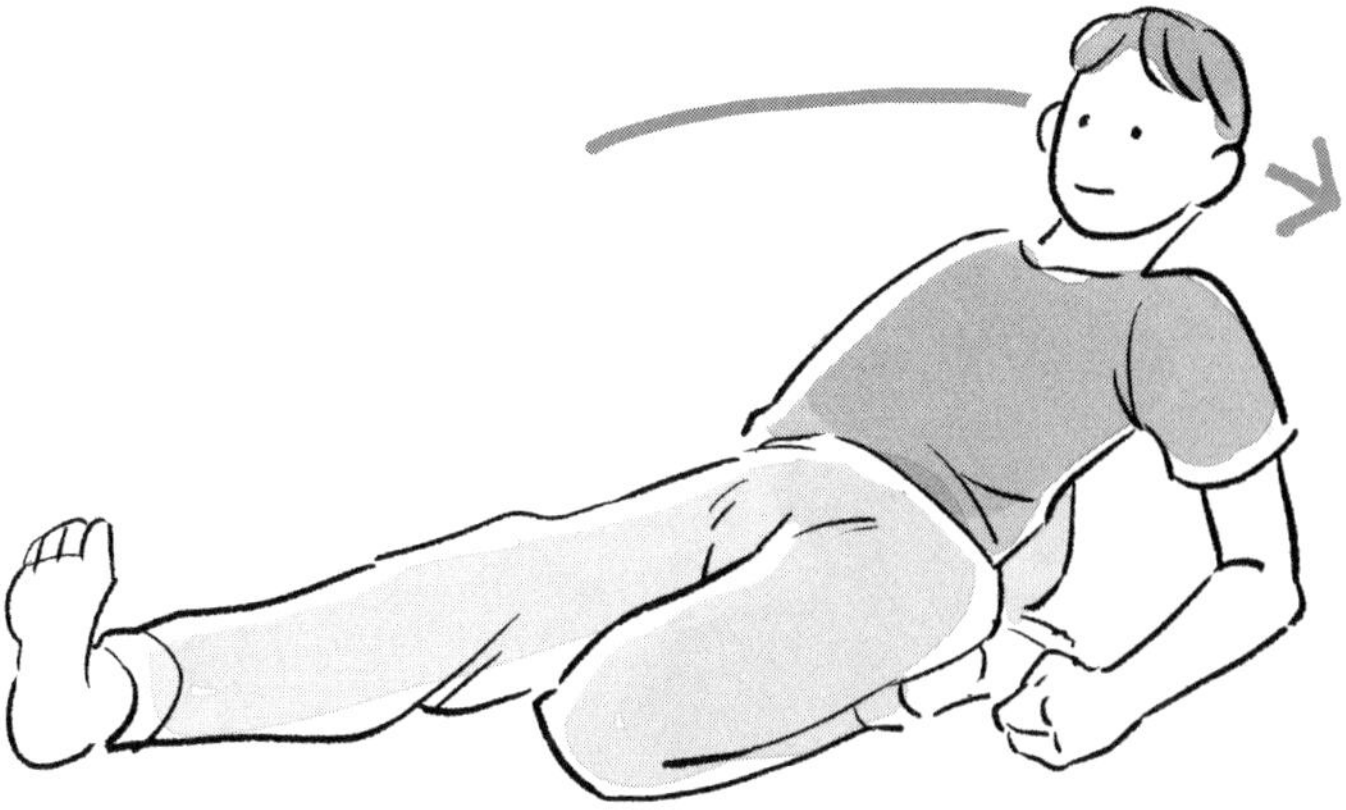

太ももを伸ばして、おなかの空間を広げる

ベッドや床などで左足だけ正座の体勢を取り、上体を反らすようにして、太ももを伸ばします。

コラム 4

「耳」はセルフケアで重要なパーツ

前項で食べすぎて胃が重いときのセルフケアをご紹介しましたが、実は**耳のマッサージも効果的**です。贅沢な会食を繰り返していた中世のイギリス人が耳をマッサージしていた……そんな面白い記録が残っているそうですよ。

確かに**耳をマッサージすると迷走神経が刺激され、消化が早くなります。**当時このような医学的な根拠はわかっていなかったはずですが、経験的に知っていたのでしょうね。

お通じがカチカチ気味のときに「便秘」

寝たままできる
エクササイズとツボ押し

足を遠くに蹴り出す

左脇腹を押さえる（腹結《ふっけつ》）

便秘のセルフケアは「足を遠くに蹴り出す」です。ちょっと意外な動きですが、結構効き目があります。私自身、身体均整法を学んでいたとき最初に効果を実感しました。

就寝前、ベッドに仰向けに寝た状態で、膝を立てて左足のかかとをお尻に近づけましょう。ここからかかとを遠くに蹴り出して、勢いよく1回だけトンと落とします。音が「ガン」となるくらいに強めに落とすのがポイントです。柔らかめのベッドでは効き目が弱まってしまうので、硬めのベッドか畳の上などで行うのがおすすめ。

もう1つの方法は、**左の脇腹をグーッと押さえる**というものです。おへそと腰骨の間、具体的にはおへそから指1本分下、指4本分横に**腹結**《ふっけつ》というツボがあります。このツボの付近を押し込むと腸、腰まわりの腸腰筋に働きかけることができ、骨盤の位置も整いやすくなります。

肛門と直腸がつくる角度を直腸肛門角《ちょくちょうこうもんかく》といいます。トイレで便をしようと踏ん張るとき、この角度が鋭角になると、排泄物が通過しにくくなるので便が出にくくなります。一方、直腸肛門角を鈍角にすると、排便しやすくなります。私達がトイレで前傾してイキむのは、角度を鈍角にするためでもあったのです。**腸腰筋などがうまく働かないと骨盤の前傾がうまくいかなくなるので、脇腹を何回か押さえてあげるとよいでしょう。**

ほかには、深呼吸・腹式呼吸も非常に効果があります。排便にはリラックスが大事。呼吸が深くなると、腸がずっとマッサージされているのと同じような状態になるので、自然と便が出やすい体質になります。適度な水分補給をする、繊維の多い食べ物を食べるなども習慣づけると、慢性的な便秘から抜け出せるはず。

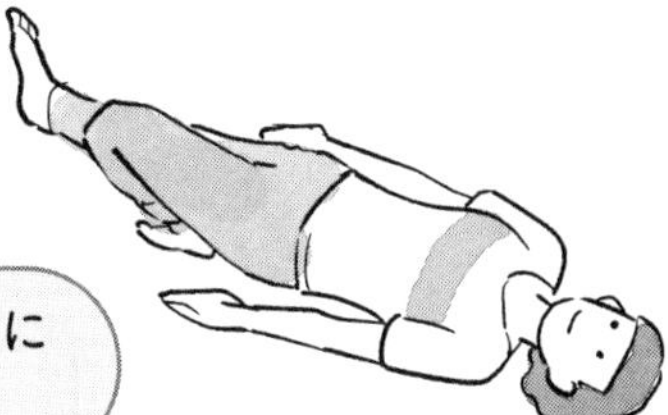

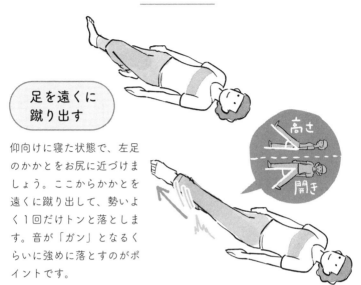

足を遠くに蹴り出す

仰向けに寝た状態で、左足のかかとをお尻に近づけましょう。ここからかかとを遠くに蹴り出して、勢いよく1回だけトンと落とします。音が「ガン」となるくらいに強めに落とすのがポイントです。

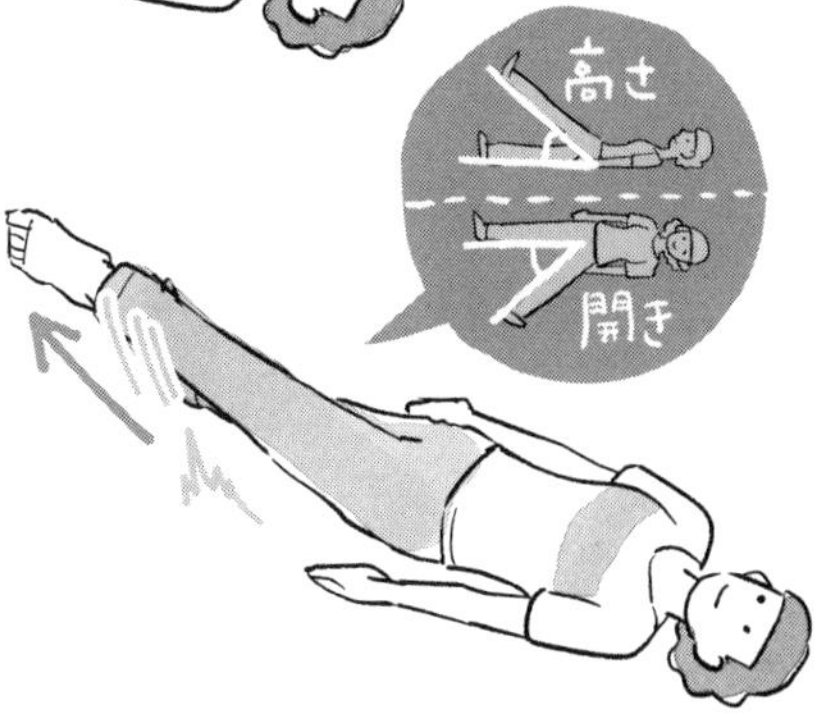

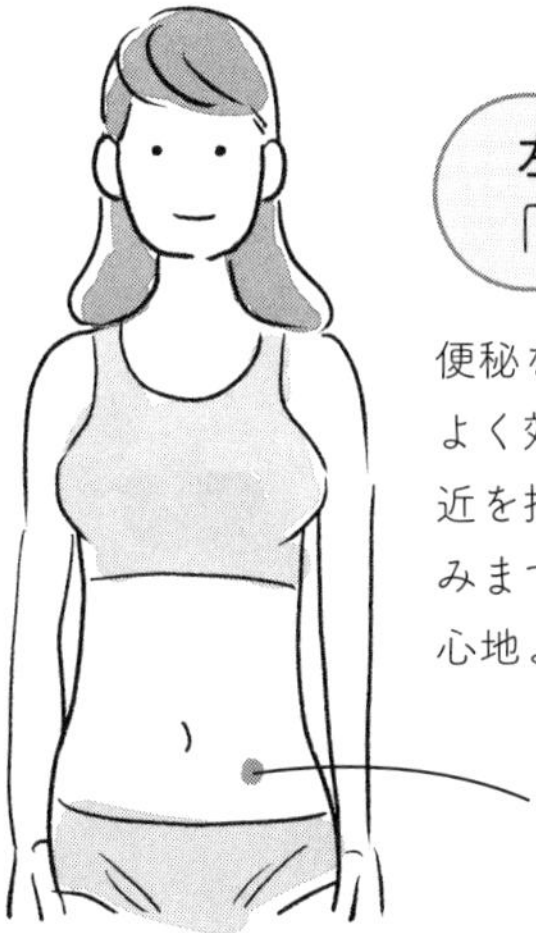
おへそから指1本分下、
指4本分横にあります。

左脇腹の「腹結」を押す

便秘など、お腹の張りによく効くツボ「腹結」付近を指でグーッと押し込みます。強く押しすぎず、心地よい程度で。

トイレがそばに見当たらない！「急な下痢」

「骨盤内臓器に直結した部位」に働きかけよう

内股弾《はじ》き

突然の下痢でお腹が痛くなり、あわててトイレに駆け込む……。こんなときは、**右の内股の奥のほうを指先で引っかけ、横に引っ張ってパッと弾《はじ》きます。**これを3回くらい繰り返しましょう。特に変化がなければ、もう3回行います。ちょっと内股が赤くなるくらい、痛み刺激を与えるのがコツです。

これで少しはラクになり、しばらくはガマンできると思います。時間が経ってまたガマンできなくなってきたら、今度は左の内股を同じように弾いてみましょう。

SELF CARE

内股弾き
（太ももの内側をつまんで弾く）

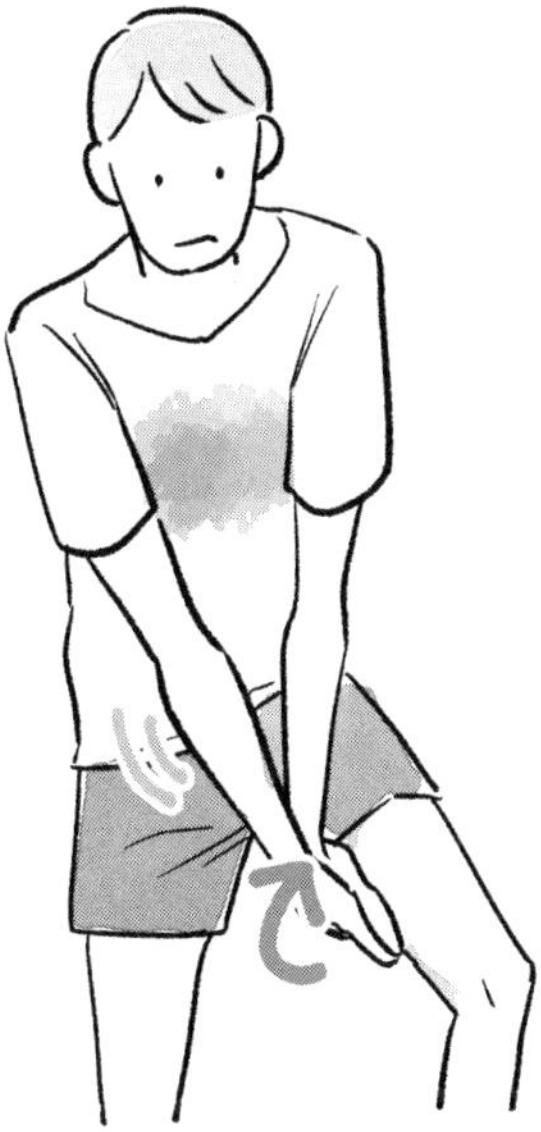

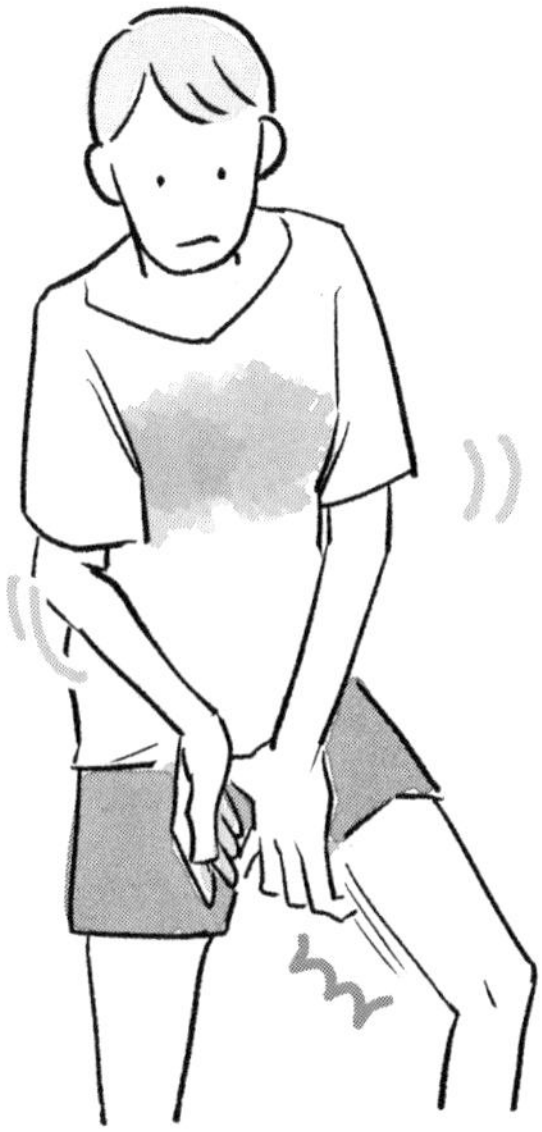

内股（太ももの内側）を両手でつまんで肉を持っていき、その後弾くようにパッと離します。3回繰り返します。

コラム 5

なぜ内股が、お腹のゆるさと関係あるの？

内股は、膀胱や直腸、生殖器などの骨盤内臓器に直結しており、痛みや刺激を与えると便意や尿意をガマンできるというメカニズムになっています。

尿が出にくい人に同じ刺激を与えると、逆に出やすくなるという効果もあるので、覚えておくとよいでしょう。

なお、急性下痢は食べすぎや飲みすぎ、冷えやアレルギー、ストレスやウイルスなどが原因で起こります。お腹を温め、十分な水分補給を心がけながら腸を安静にして過ごしましょう。食事はおかゆなど消化の良いものを食べるのが基本であり、コーヒーやお酒などはＮＧです。

症状
28
声枯れ

声を良く使う人の悩み「声枯れ」

「声の出」には、迷走神経が大きく関わっている

のどマッサージ　恥骨を押す（腎経《じんけい》）

大声を出したり長時間話し続けたり、カラオケで熱唱したりした後、声がかすれたり出にくくなったりすることがあります。**声枯れを解消するには、のどを手でつかんで上下左右にグリグリと動かしてみましょう。**これだけで声が戻る人もいると思います。

これだけでは特に変化がなかったという人は、耳をマッサージしてみましょう。114ページでお話しした、食べすぎで胃が重いときのセルフケアと同じです。

実は「声の出」も迷走神経が支配しているので、迷走神経がうまく興奮できないと、声はどんどんしわがれていくのです。だから、**耳をマッサージして迷走**

神経が興奮すると、声が出やすくなります。

ほかには、**恥骨結合《ちこつけつごう》をグリグリと押すと声が高くなり、通りがよくなります。**

両手の親指をつけて、おへそから下になぞっていくと、硬い骨に当たります。ここが恥骨結合です。少し痛いくらいに押したほうが、効果があるはずです。

東洋医学的に説明すると、恥骨結合は**腎経《じんけい》**という経絡《けいらく》に位置します。経絡とは簡単にいうと、生命や健康を維持するための気血《きけつ》（エネルギーや血液、栄養など）の通り道であり、腎経は足の裏から足の内側を通ってお腹や胸を通ってのどにまで流れています。

経絡にはツボが駅のように離れて位置しているので、ツボを刺激してあげれば声もよくなるというわけです。

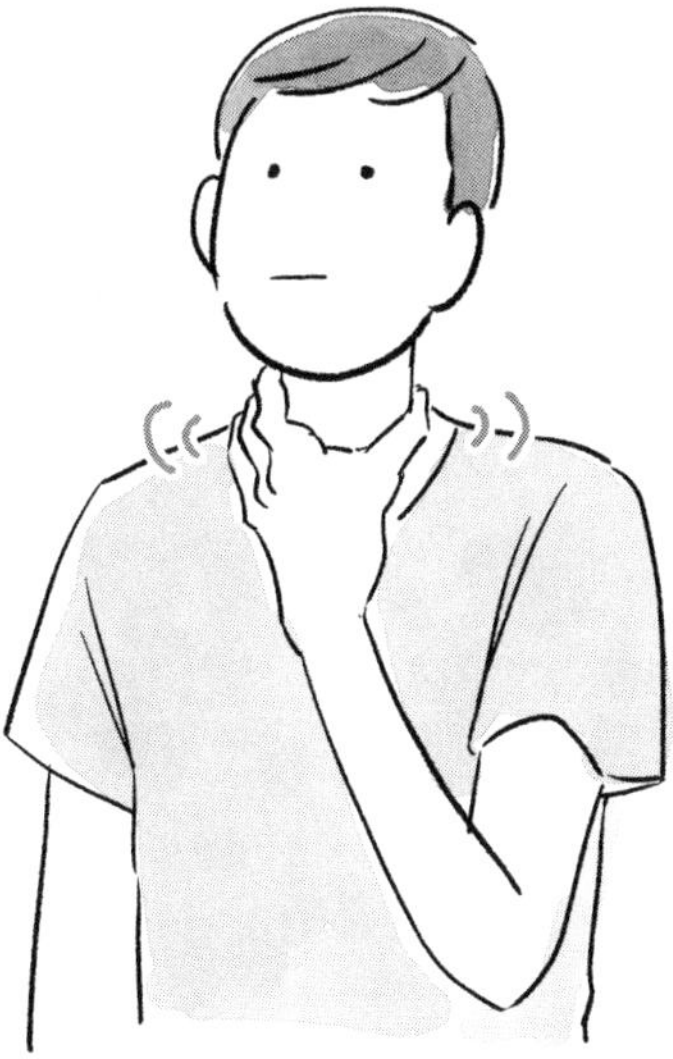

のどのマッサージ

のどを手でつかんで上下左右にぐりぐりと動かします。

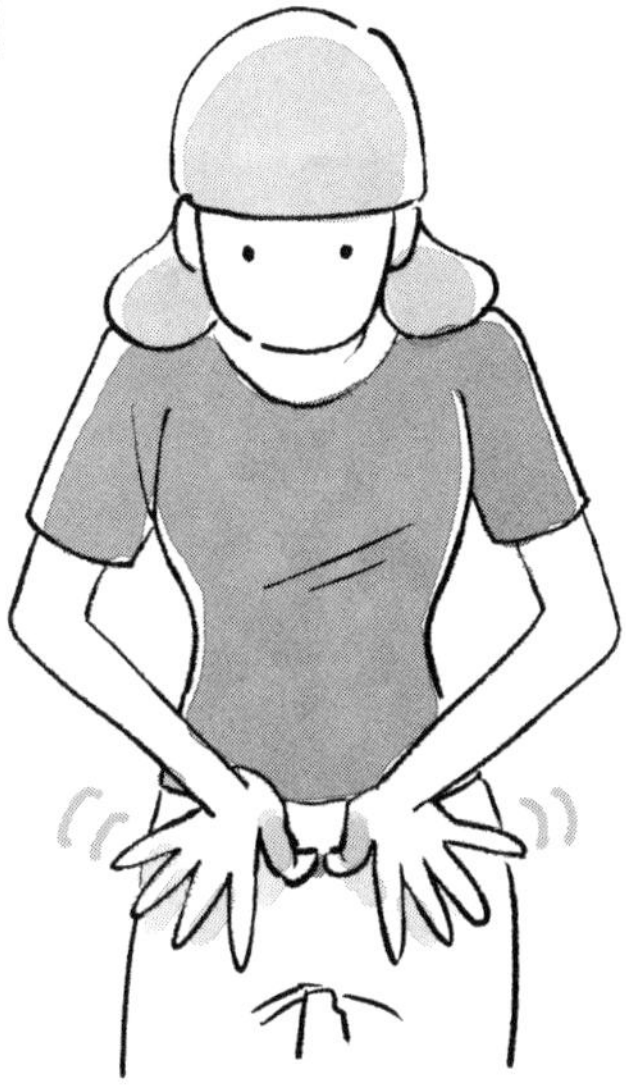

恥骨結合を押す

両手の親指をつけて、おへそから下になぞり硬い骨に当たったところ（恥骨結合）を、少し痛いくらいに押します。

3章

「ストレス・疲れ」を自分で上手に捨ててスッキリ！

体が疲れたら、とにかく休むことが一番。十分な睡眠を取れば、たいていの疲れは回復できます。

ただ、そうは言っても、現実には休みにくい環境で生活していて、すぐに環境を変えるのは難しいという人も少なくありません。

うまく休めないと、疲れはどんどん溜まっていく一方です……。

そこで、この章では疲れをリセットするための、ちょっとしたTIPS（小ワザ）をお伝えします。上手に活用しながら、コンディションを整えていきましょう。

朝がつらい、だるい「低血圧で寝覚めが悪い」

「気圧の変動」に負けない身体をつくろう

ニートゥエルボー　耳引っ張り

朝、カーテンを開けて**太陽の光を浴びる**ようにしましょう。ベッドから起き上がったら、体を動かしましょう。大股歩きでも、肩回しをして関節を動かすのでもよいでしょう。私のおすすめは**ニートゥエルボー**。交互に何回か続けるとシャキッとしてきます。

どうしても起き上がれないという人は、ベッドで寝たまま耳を引っ張ってみましょう。耳の中には気圧を感じる器官があるので、耳まわりの血流をよくしてあげれば、気圧の変動に負けない体をつくることができます。

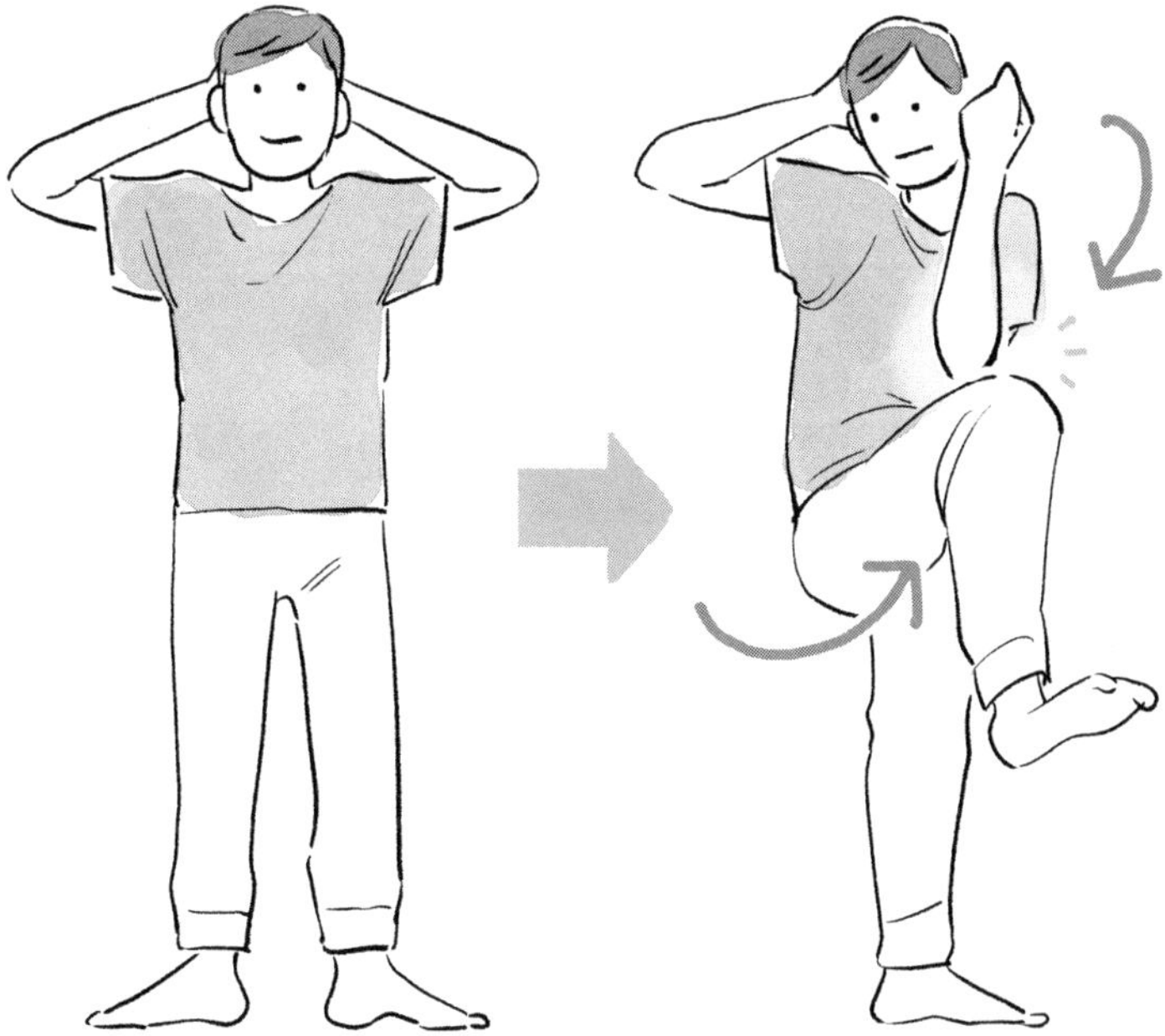

ニートゥエルボー

立った状態で左膝を上げて右肘にくっつけます。
元に戻して、右膝を上げて左肘にくっつけます。
交互に何回か続けます。

現代人共通の悩み「疲れ目」

そっとやさしく圧を加えよう

まぶたをおさえる　目の温冷浴
目の周りのマッサージとトレーニング

目の疲れは、パソコンやスマホを日常的に使っている現代人にとって、避けて通れない悩みの1つといえます。私の施術所に来る人も、ほぼ全員が「疲れ目に悩んでいる」と訴えます。

疲れ目の解消法として、まずオススメしたいのが**まぶたを手のひらでそっとおさえて、軽く圧を加えること**（❶）。片目ずつ行ってもよいですし、両目いっぺんでも構いません。

目玉を圧迫すると、心拍数が減少します。これを**「アシュネル反射」**といって、副交感神経を優位

SELF CARE

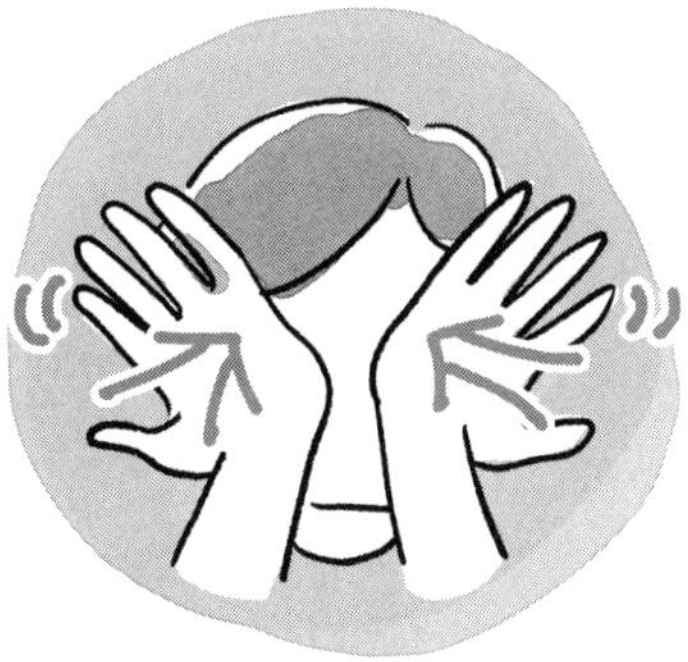

1 アシュネル反射を利用する

まぶたを手のひらで押さえて、軽く圧を加えます。

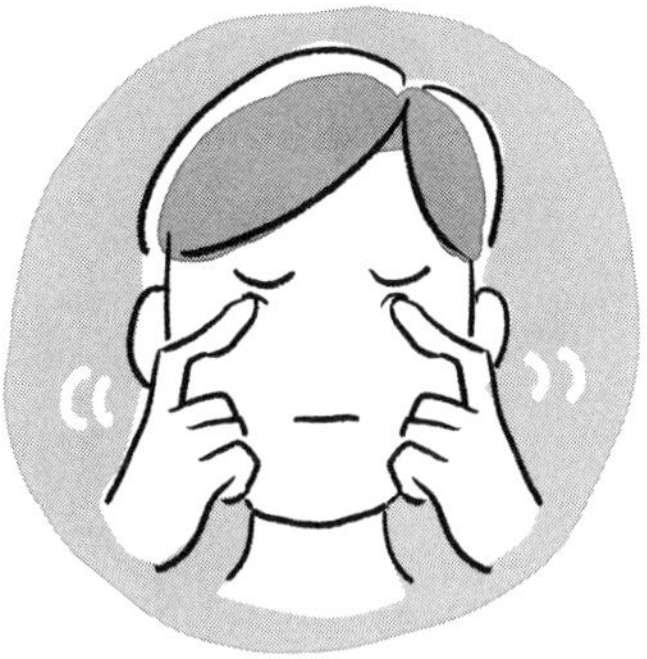

2 目のまわりのマッサージ

両目の下の皮膚を人差し指でいったん手繰り寄せ、指に引っかけるようにしてから下に引っ張ります。

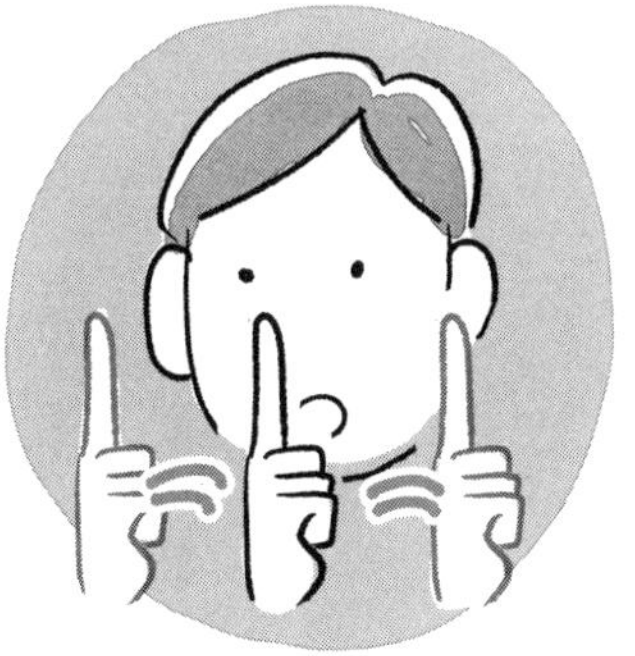

3 目を動かすトレーニング

目の前に人差し指を立てて、前後左右に動かし、それを目で追います。

にさせることができます。だから就寝前などに行うと、ぐっすり眠れるようになるはずです。

まぶたに手を押し当てた状態から、さらにもう一方の手で「パタパタパタ」と叩く方法もあります。これは目がスッキリするだけでなく、視力もよくなるので、私は運転免許の更新で視力検査を行うときには、事前に必ずやるようにしています。

次にオススメなのが、**目の温冷浴**です。ホットアイマスクで目を温め、次に冷たいおしぼりなどで冷やす。これを交互に行います。

目が疲れたと感じたとき、「温める」「冷やす」のどちらかをやっているという人は、もともと多いと思います。しかし、**重要なのは「温める」と「冷やす」の両方を交互に行うこと**です。温冷浴をするととても気持ちいいですし、確実に目がスッキリします。

温冷浴をするとき、特に回数に決まりはありませんが、温めるほうは熱が冷めてしまう前に止めましょう。冷やすほうは、そこまでキンキンに冷やさなくてもよいので、やや短い時間で止めます。

いちいちホットアイマスクやおしぼりを準備するのが面倒という人は、**市販のカイロと金属のスプーンなどで代用してもかまいません。**

目の周りのマッサージも効果的です。

まずは両目の横にある骨（眼窩《がんか》といいます）の部分を親指でギューッと遠くに押しやるようにしてみましょう。目の穴を押し広げるようなイメージで行うと、とてもラクになるはずです。

両目の下の皮膚を人差し指でいったん手繰り寄せ、指に引っかけるようにしてから下に引っ張る方法も効きます（❷）。私の施術所でも、疲れ目を訴える人には、必ずといっていいほど行っていますが好評です。

また、**目のトレーニング（❸）**もおすすめです。目の疲れがほぐれる気持ち良さを味わってください。

ぐったりダル重い「全身の疲れ」

「手だけ」「足だけ」でも効果絶大！

温冷浴

全身の疲れを取るのに効果的なのは**温冷浴**です。お風呂に熱いお湯を張り、肌が真っ赤になるくらいまで温めたら、今度は冷たいシャワーを浴びます。温―冷を繰り返すと、疲れがスッキリ解消するはずです。**温冷浴をすると自律神経と血管を鍛えることもできます**ので、より健康的な体質にもなれます。

近年はサウナがブームで、「サウナ↓水風呂↓外気浴」を何度か繰り返した際に感じる、非常に気持ちいい感覚のことを「ととのう」と呼んでいます。まさに温冷浴は「ととのう」ためのセルフケアなのです。

私の場合は、手技で手を使う仕事柄、

手の疲れを感じることが多いので、**両手の温冷浴**をして回復を図ることが多いです。立ち仕事で足が疲れている人は、**足湯**で温冷浴をするのもよいですね。

手や足を熱いお湯につけると、赤くなりやすさに偏りが出ることがあるかもしれません。そのときは、赤くなりにくいほうを少し長めに温めてください。

注意点を挙げておくと、疲れがひどい場合は温めた状態で終わらせるということです。ある程度元気になってきたら、冷たい水で終わっても大丈夫。さらに元気になったら冷たい水を浴びるだけで心身ともにシャキッとしてきます。

東洋医学には、とにかく体を冷やさないで温めることを重視するというイメージがあります。確かに元気がない人が体を冷やすと、冷えたままになってしまうおそれがあります。

一方、元気な人ならば、あえて体を冷やすことで反射が起こり、逆に体がポカポカしてきます。日本には伝統的に冷たい水をかぶったり滝の水を浴びたりする修行がありますが、これも一種の健康法といえます。

人前や初対面で「緊張しやすい」「あがり症」

自律神経を整えて、緊張をゆるめる

労宮《ろうきゅう》

手のひらの中心、軽く手を握ったときに中指の先があたるところに、**労宮**《ろうきゅう》というツボがあります。

このツボを、反対の手の親指で強めに指圧すると、血流が促されるとともに自律神経が整い、緊張をゆるめる効果があります。

緊張したときの対処法の1つに、「手のひらに『人』という文字を3回書いて飲み込む」というおまじないがあるのをご存じですか。あれは、実は労宮を刺激しているのだ、という説もあります。そう考えると、「飲み込む」という動作にも何やら意味があるのかもしれませんね。

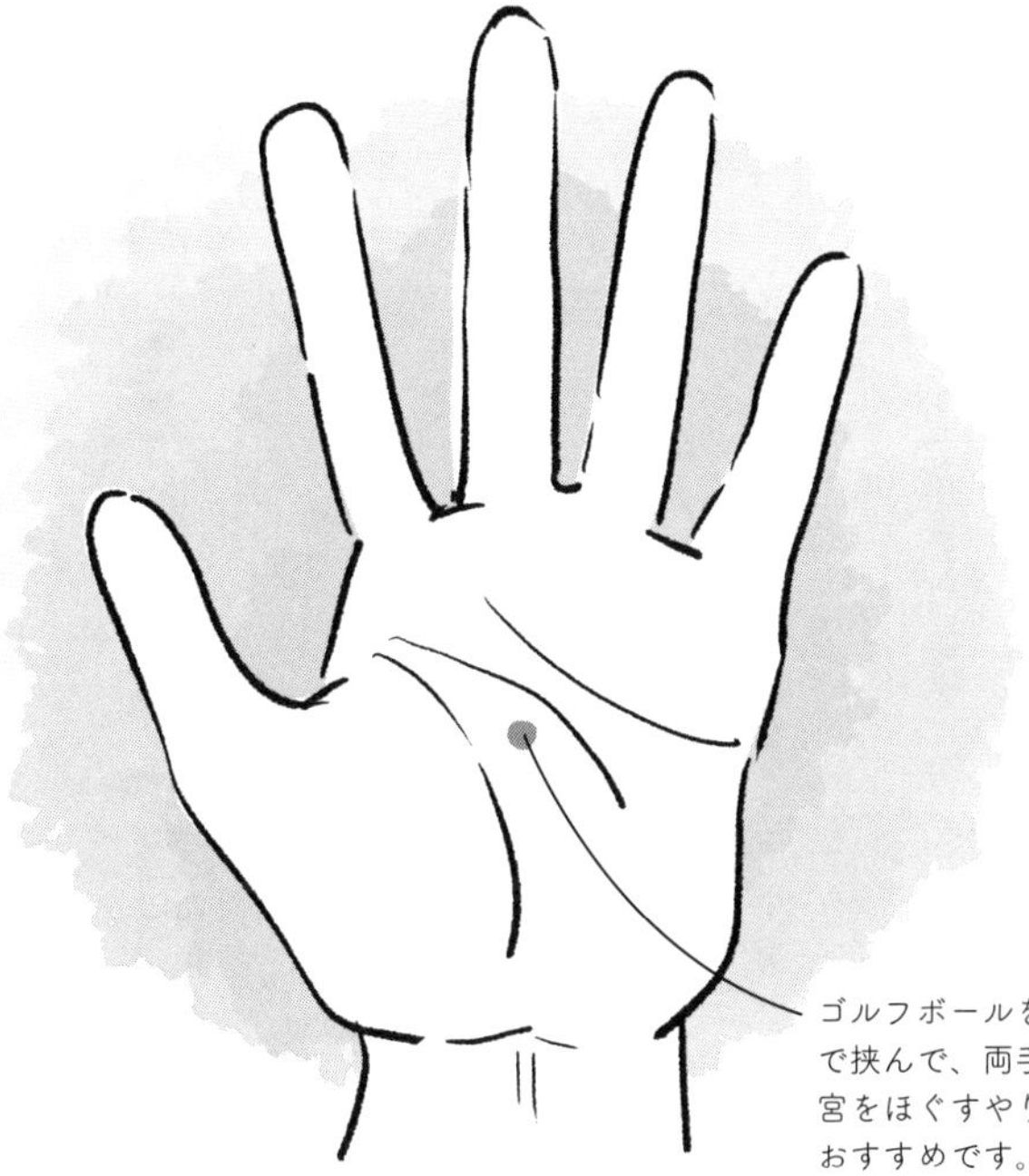

ゴルフボールを両手で挟んで、両手の労宮をほぐすやり方もおすすめです。

労宮

手のひらの中心、軽く手を握ったときに中指の先があたるところを、反対の手の親指で強めに指圧します。

コラム 6

あなどれない「自己暗示」の力

この後の章でもたびたび登場しますが、「自己暗示」は案外、あなどれないセルフケアです。

たとえば、134ページで「あがり症」の人が緊張しないための方法をお伝えしましたが、**自分なりのルーティン**を決めておくという方法もおすすめです。

緊張することが予想される場に行く前に、

「軽くジャンプする」

「決まったものを食べる」

「勝負曲を聴く」

など、何でもよいので、自分なりのルーティンを決めておきましょう。

つまり、「これをしたから、大丈夫」という自己暗示をかけるのです。

私の場合は、親指と人差し指、中指の3つを合わせると「ゾーンに入って集中する」という自己暗示を設定しています。

また、2章の98ページで「眠気覚まし」についてお伝えしましたが、ほかに私自身がよくやっているのが、**空《から》いびきをかく**という方法です。

空いびきをかくことで「嘘寝」をして自分の体を騙《だま》すのです。1回の空いびきをするだけでも、意外にスッキリして目が覚めます。

朝、寝起きでぼんやりした頭をシャキッとさせたいときは、**目が覚めたときに「ああ、よく寝た!」と声に出してみましょう。**これも自己暗示の一種であり、あなどれない効果があります。

緊張感や落ち着かないときの「動悸《どうき》」

「自分の身体に集中する」と、落ち着きを取り戻せる

脈を測る

動悸《どうき》を抑えたいときは、自分の脈を測ってみましょう。左右どちらかの手首を伸ばして、前腕の親指側を走っている橈骨《とうこつ》動脈に反対の手の人差し指、中指、薬指の3本の指を当てて測ります。親指は反対側に回して手首を支えると安定して測りやすくなります。

自分の身体に集中して脈のリズムを感じているうちに、落ち着きを取り戻せると思います。普段から脈拍数をチェックして把握しておくのもよいですね。

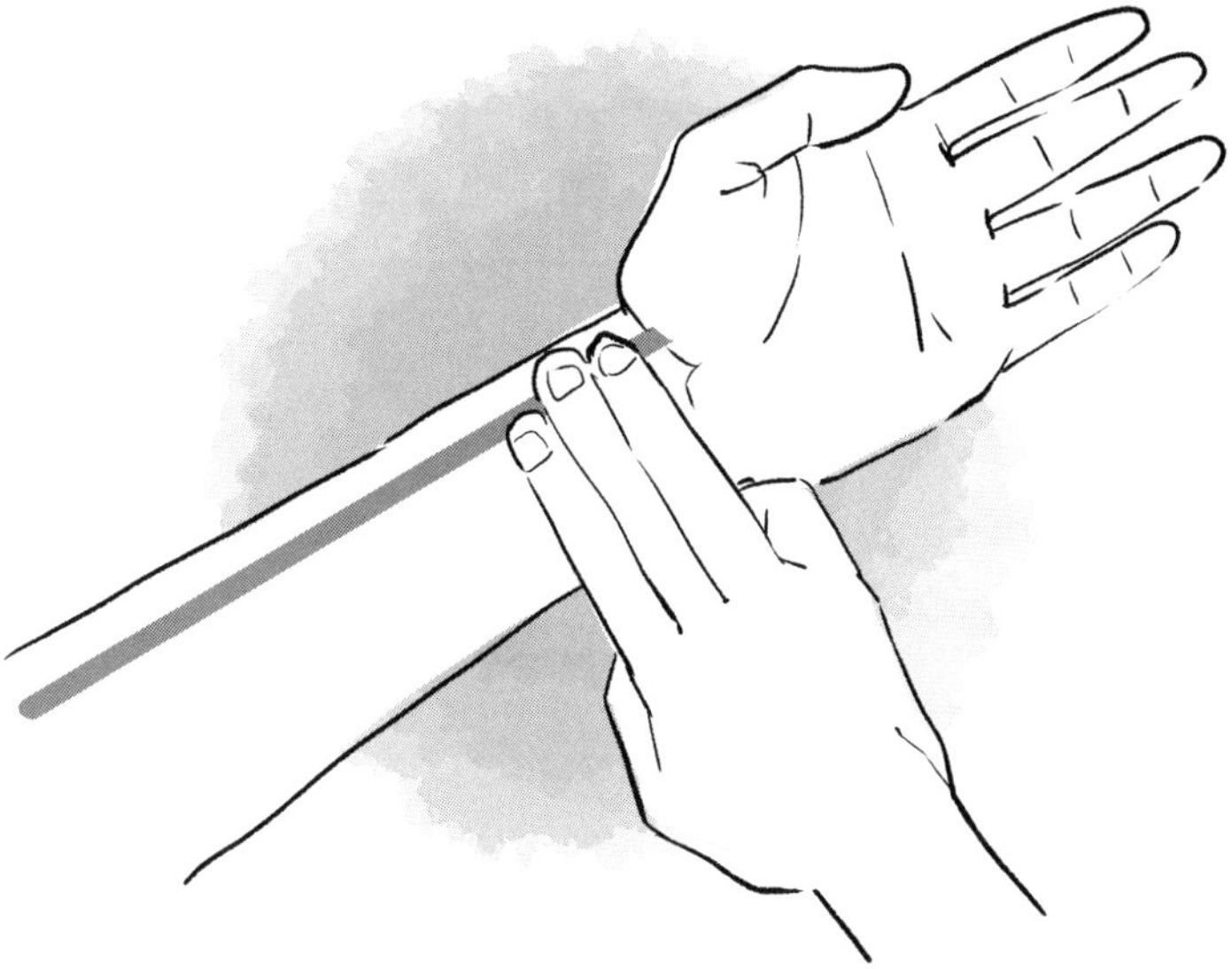

自分の脈を測ってみる

左右どちらかの手首を伸ばして、前腕の親指側を走っている橈骨動脈に反対の手の人差し指、中指、薬指の３本の指を当てて測ります。

女性のほぼ全員と言われている「貧血」

まぶたの裏と爪を見ると、すぐわかる

腸のマッサージ

「めまいがする」と訴えるお客様がいらっしゃったとき、私はまぶたの裏と爪を見せてもらってチェックします。まぶたの裏が白くなっていて、爪がきれいな場合は「今、貧血になっているだけ」と判断します。爪の先が反り返ってスプーン爪になっている場合は、何か月も鉄分不足が続いていると考えられます。

栄養素の不足は、食べ物から補給するのが大前提ですが、腸のマッサージも有効です。これをすると、鉄分はもちろんあらゆる栄養素を吸収しやすくなります。

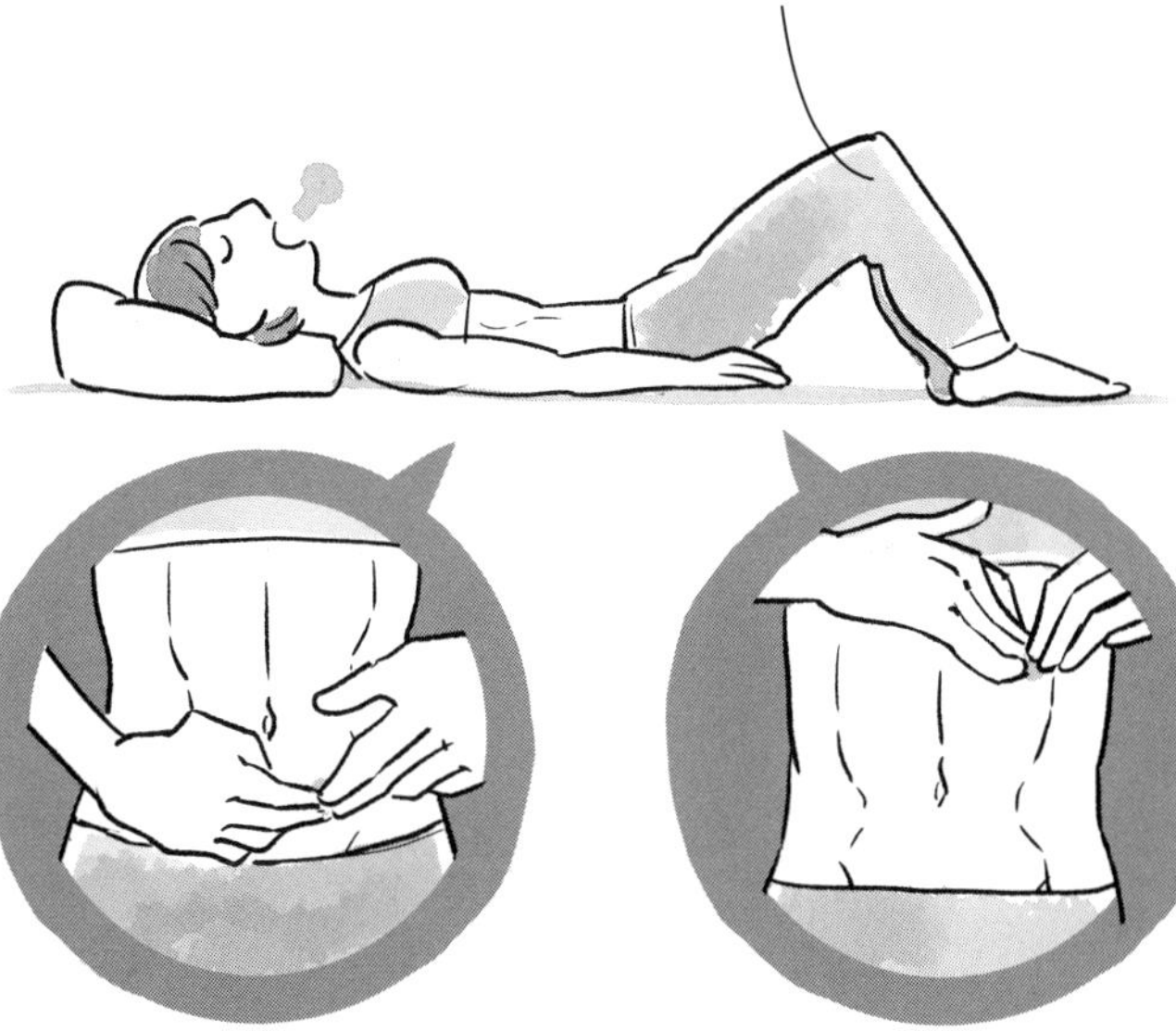
膝を曲げるのがポイント！
圧がお腹の奥まで入ります。

腸のマッサージ

仰向けになり、両手の指を立てて、おへその左ななめ下を差し込むように2〜3センチ程度押してマッサージします。

コラム 7

「血が足りている」状態にするために

鉄分不足の解消には、**鉄分を多く含む食材**を口にすることが重要です。食物に含まれる鉄分は「ヘム鉄」と「非ヘム鉄」の2種類に分かれます。

ヘム鉄は人体への吸収率が高いという特徴があり、レバーや赤身の肉、あさりやかつお、まぐろなどに多く含まれています。

非ヘム鉄が多く含まれる食品にはレンズ豆、納豆、小松菜、枝豆、ひじきなどがあります。非ヘム鉄はヘム鉄に比べると体内に吸収されにくいのですが、ビタミンCやクエン酸、タンパク質などと一緒に組み合わせると吸収率が高まります。

もちろん、鉄剤やサプリメントで鉄分を補うのもアリです。

コラム8

迷走神経反射で倒れそうになったら

緊張やストレスなどで心拍数の減少や血圧の低下が生じる症状を迷走神経反射《めいそうしんけいはんしゃ》といい、めまいや失神などを起こすことがあります。

迷走神経反射は、ずっと立ったり座ったりするときに起きやすい症状であり、電車で長時間の通勤をしているときや、朝礼で立ち続けていた後、注射や採血時などによくみられます。また、日中に起こりやすいともされています。

こんなときは背中をバンバン叩いてもらい、交感神経を興奮させると、血管がぎゅっと縮んで症状が治まります。背中を叩くのが望ましいですが、自分ではなかなか難しいと思うので、自分で自分の胸を叩くのでもかまいません。

4章

あきらめていた「体質改善」にチャレンジしよう

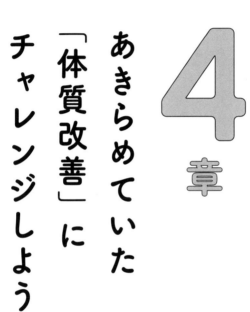

体質というのは、言ってみれば自分のクセのようなもの。完全にゼロにすることが難しく、ある程度は自分のクセを認めて付き合っていく必要があります。けれども、人間は自分のクセを自覚して、少しずらしていくことはできます。

症状が出てきたときには「自分の体質のせいで人生が台無しだ」などと悲観的に捉えないでください。

症状は体質を改善するためのヒントです。この章でお話しするセルフケアを実践しながら、症状をきっかけに、より良い人生が送れるように自分を導いてほしいと思います。

鼻や目がムズムズ……「花粉症」

首の前にある「星状神経節《せいじょうしんけいせつ》」をブロックするのがカギ

首の後ろを伸ばす

花粉症の人に試していただきたいのが**首の後ろを伸ばすこと**がです。無理のない範囲で、仕事中など日中は休憩時間などに両手を頭の上で組み合わせ、首の後ろをストレッチしてみましょう。

首の後ろが伸ばされると、星状神経《せいじょうしんけい》節《せつ》と呼ばれる交感神経のかたまりが反射的にブロックされます。これにより、反射が起こって鼻の通りがよくなるのです。

私自身、花粉症に悩まされてきましたが、このストレッチと点鼻薬を併用することで、かなり症状を抑えることができるようになりました。

SELF CARE

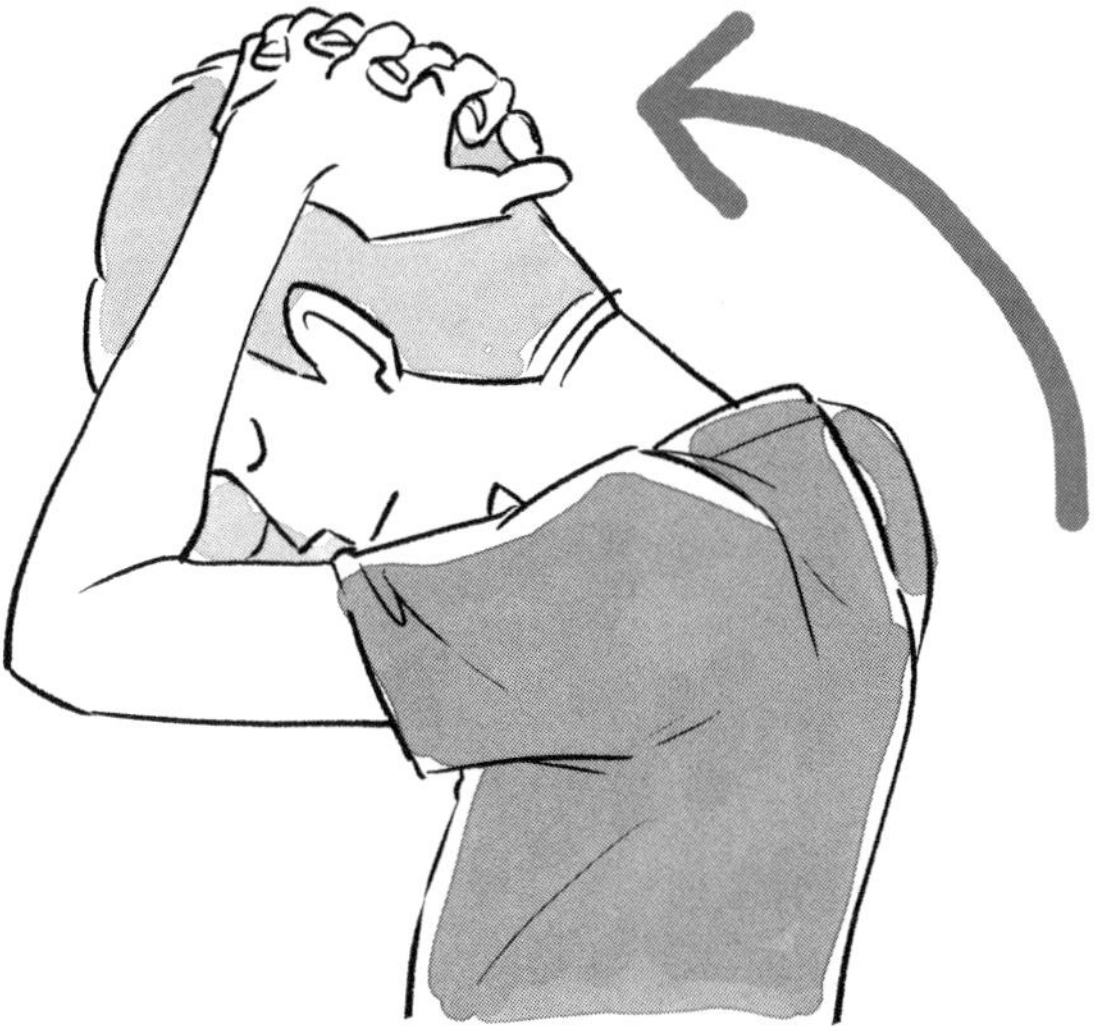

首のストレッチ

両手を頭の腕で組み合わせ、
「首の後ろを伸ばしましょう

手足の先が冷た～い「冷え性」

「ツボ刺激」だけでも自然にポカポカ温まってくる

八邪穴《はちじゃけつ》　八風穴《はっぷうけつ》

冷え性に悩んでいる人は、手の甲側、指の間の水かき部分によいツボがあります。ここを反対の手の親指と人差し指でつまむようにして引っ張り、滑りぬくようにして刺激してあげましょう。この部分には八邪穴《はちじゃけつ》というツボがあり、刺激することで指先の血流が良くなり、手の冷えが改善されます。

足先が冷える場合は、手と同じように足指の間を刺激してください。ここには八風穴《はっぷうけつ》というツボがあります。隣り合った足の指をそれぞれ反対側に引っ張るようにして指の股を開くと、足先が温まってくると思います。

SELF CARE

指の間を刺激する

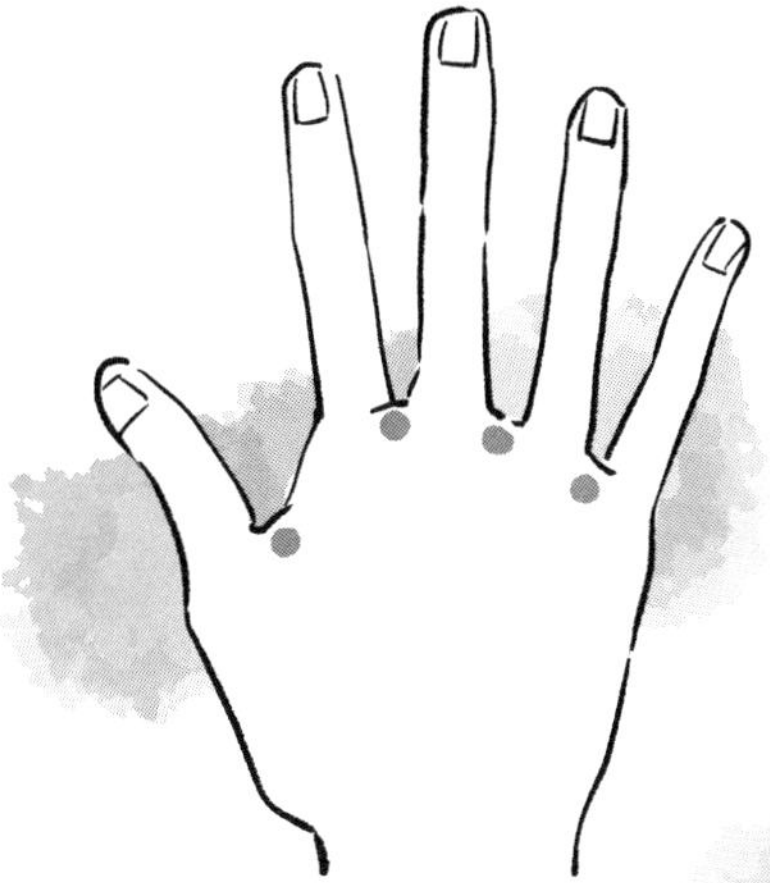

八邪穴

手の甲側、指の間の水かき部分にある身体が温まるツボ。

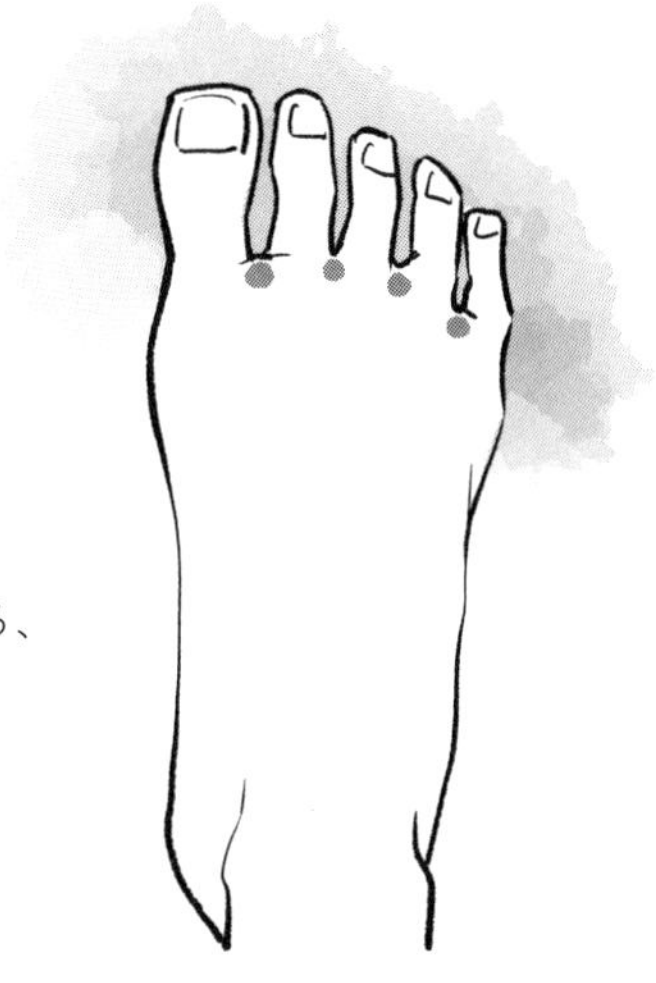

八風穴

手と同様、指の間にある、身体が温まるツボ

特有の息苦しさが生じる「ぜん息」

緊張して呼吸が浅くなっているときにも効果的

肋骨《ろっこつ》みがき

ぜん息の症状を抑えたいときは肋骨をみがいてみましょう。

親指を立てて拳《こぶし》を握り、肋骨と皮膚をこすりつけるようにして、みがくように動かします。へこんでいる部分がこっていることが多いので、そこを中心にみがくように動かしてください。

へこみがちょっと浮いてくるような感じになり、一時的に呼吸もラクになると思います。

この肋骨みがきは、緊張して呼吸が浅くなっているときに行っても効果があります。

SELF CARE

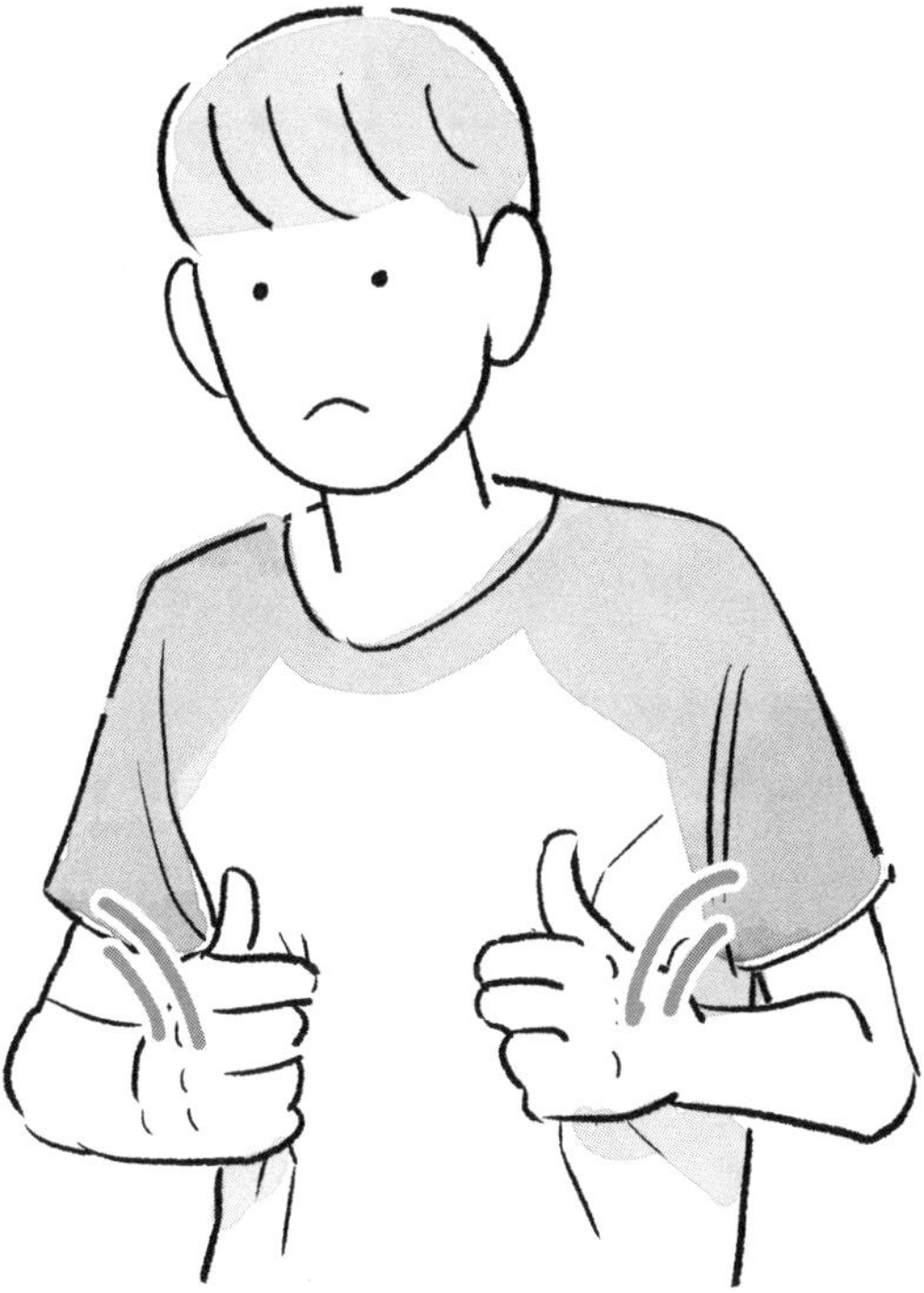

肋骨みがき

親指を立てて拳を握り、肋骨と皮膚をこすりつけるようにしてみがくように動かします。

一時的にでもやり過ごしたい「アトピー肌のかゆみ」

いったんかゆみが増して
そこから落ち着いてくる

仙骨《せんこつ》まわりを押さえる

アトピーとは、ある種の物質に対する先天的なアレルギー体質のことで、特に、子どもを中心に肌の激しいかゆみを感じたり湿疹《しっしん》が出たりするアトピー性皮膚炎がよく知られています。**肌のかゆみに対しては、仙骨《せんこつ》まわりを押さえるというセルフケアがあります。**仙骨は骨盤の後ろ、お尻の出っ張りの上あたり。ここを手で押さえてあげると副交感神経が抑制されて、一時的にですが、かゆみをやり過ごせます。もちろん根本的な治療ではありませんが、知っておいて損はない方法です。

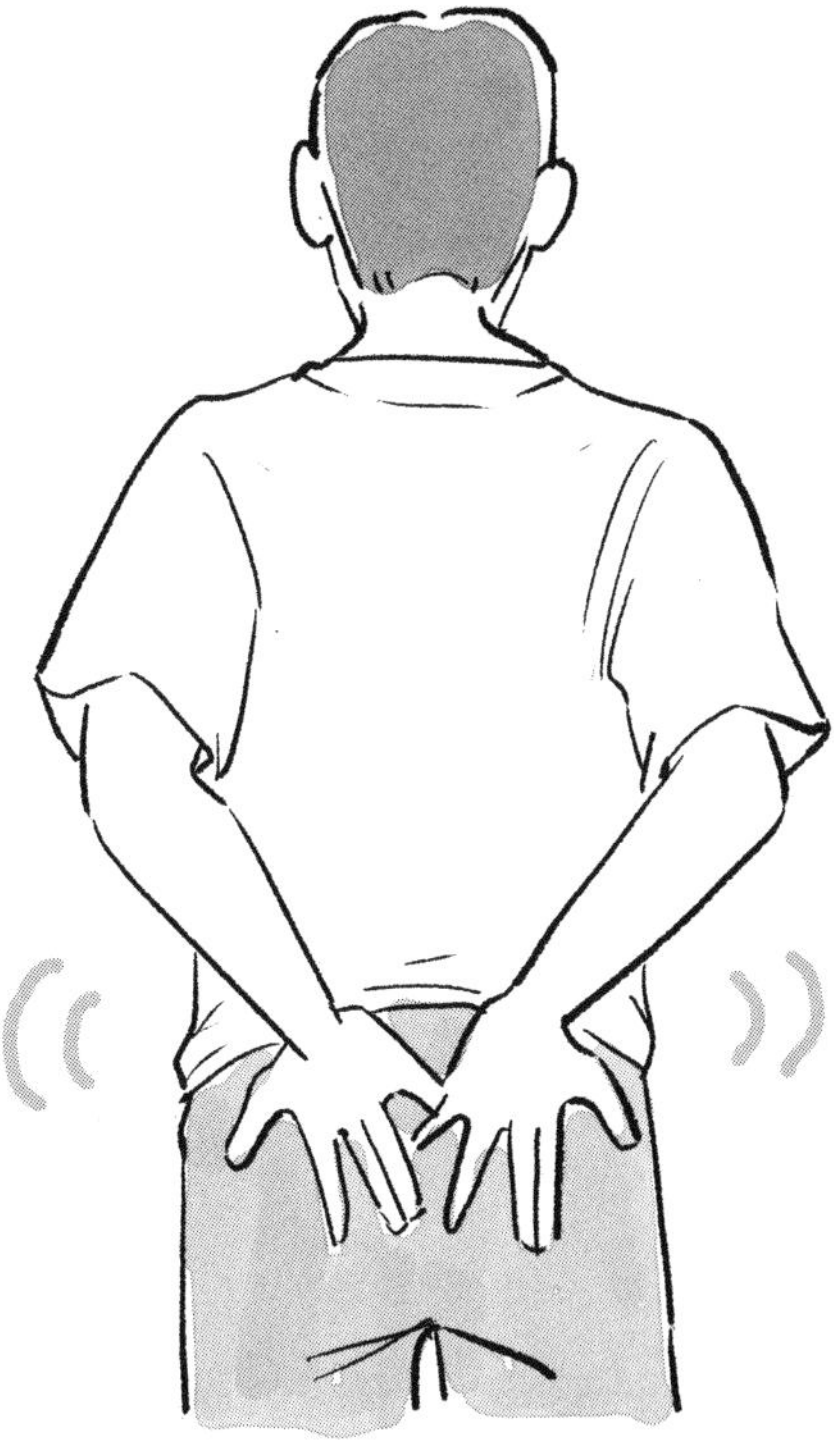

仙骨を押さえて副交感神経を抑制する

骨盤の後ろ、お尻の出っ張り部分の上にある仙骨を手で押さえます。一時的にかゆみをやり過ごすことができます。

視力検査の前にオススメ「視力アップ」

指を「近づける」と「離す」を交互で、視界スッキリ

目のストレッチ

視力を上げたいときには、目を動かす体操をしましょう。

まずは「人差し指を目に向かって近づける―離す」を繰り返す体操を試してみてください。指が近づいてくるときはちょっと怖い感じがするかもしれませんが、瞳孔《どうこう》を開いたり閉じたりさせることで一時的に視力を回復させることができます。

あるいは、目の前に人差し指を立てて、上下左右に動かし、それを目で追うという方法を試してみてください（129ページ❸のセルフケアです）。やった後、目がストレッチされた心地よさを感じるはず。

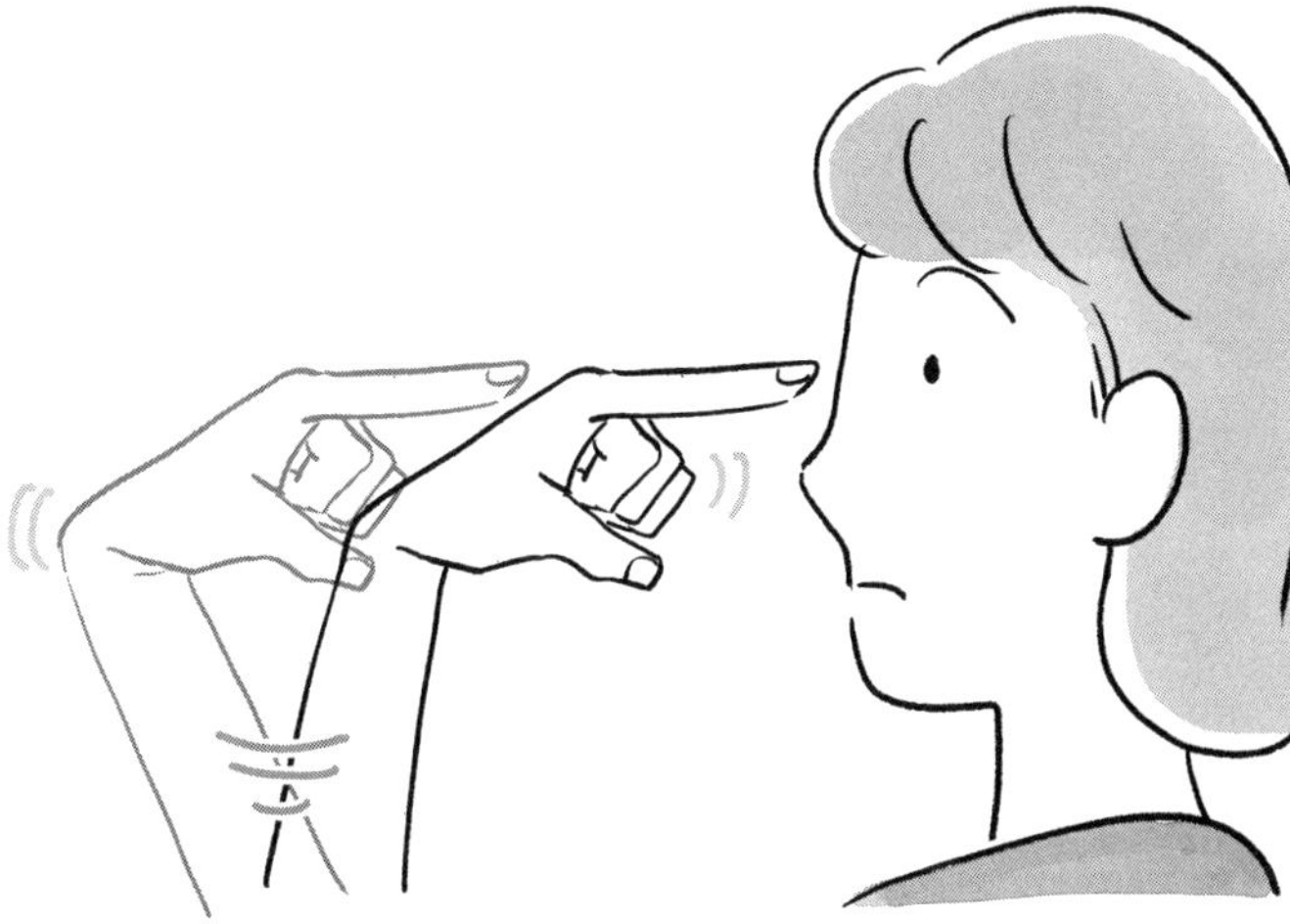

目のストレッチ

人差し指を目に向けて、「近づける一離す」を繰り返します。

気になる乾燥やヒリつき「ドライアイ」

適度な刺激で、「目のまわりの血流」を促進しよう

眉毛マッサージ

目の乾きが気になったら、**眉毛のマッサージ**を行ってみましょう。両手の親指で眉毛をグッと押さえ、真ん中から外に向けてギューッと伸ばしていきます。

眉毛を親指と人差し指でつまんで外に引っ張ったり戻したりするマッサージもよいですね。目の血流がよくなり、症状の改善にもつながります。

目の疲れを癒す意味で、3章「疲れ目」のセルフケアでご紹介した、目のまわりのマッサージ（129ページ❷）もオススメです。

眉毛のマッサージ

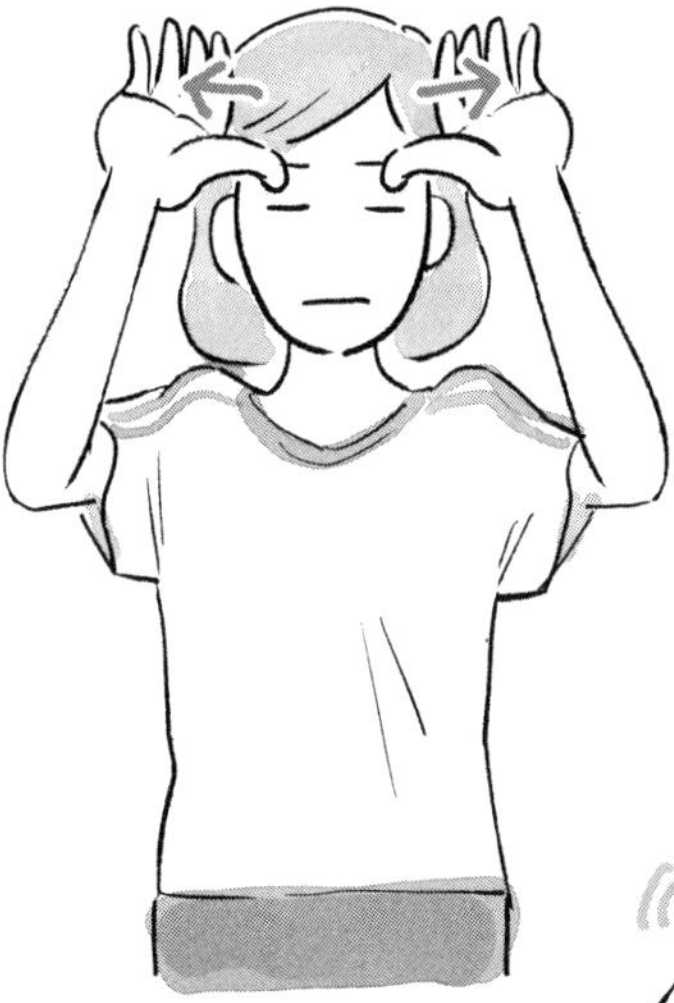

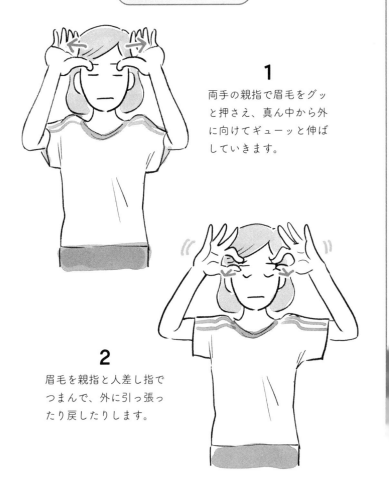

1

両手の親指で眉毛をグッと押さえ、真ん中から外に向けてギューッと伸ばしていきます。

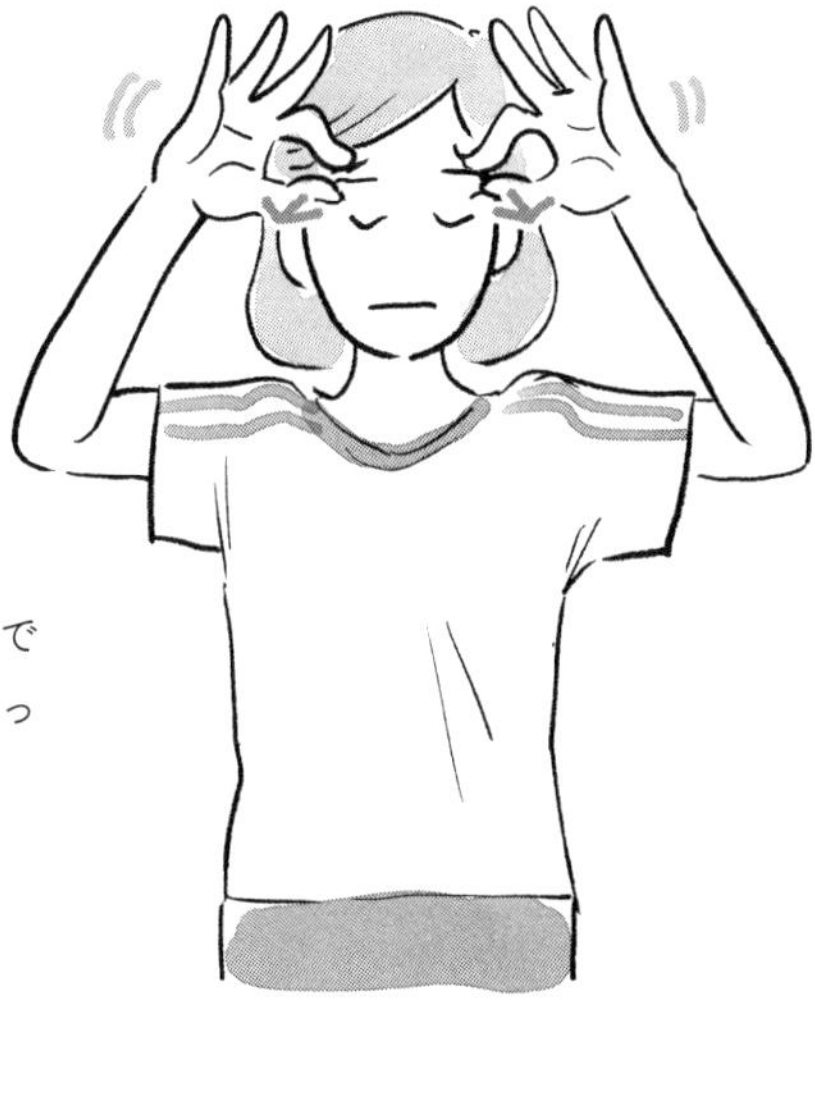

2

眉毛を親指と人差し指でつまんで、外に引っ張ったり戻したりします。

マスクをつける機会が多いからこそ「口臭が気になる」

唾液がよく出る人ほど、お口スッキリなわけ

耳下腺《じかせん》マッサージ

口臭が気になる人は、丁寧な歯磨きの習慣に加えて、**唾液を出すこと**が大切です。唾液をしっかり出しておくと、口の中は清潔に保たれます。そのためにはよく噛むことも大事ですし、**耳下腺《じかせん》のマッサージも有効**です。耳たぶの前、上の奥歯があるところのほっぺに親指以外の4本の指を添えて、後ろから前に回すようにして10回くらいマッサージすると、唾液の分泌が促されます。耳下腺はほっぺたの表面から浅いところにあるので、圧を強くしなくても大丈夫。フワッと触れてください。

SELF CARE

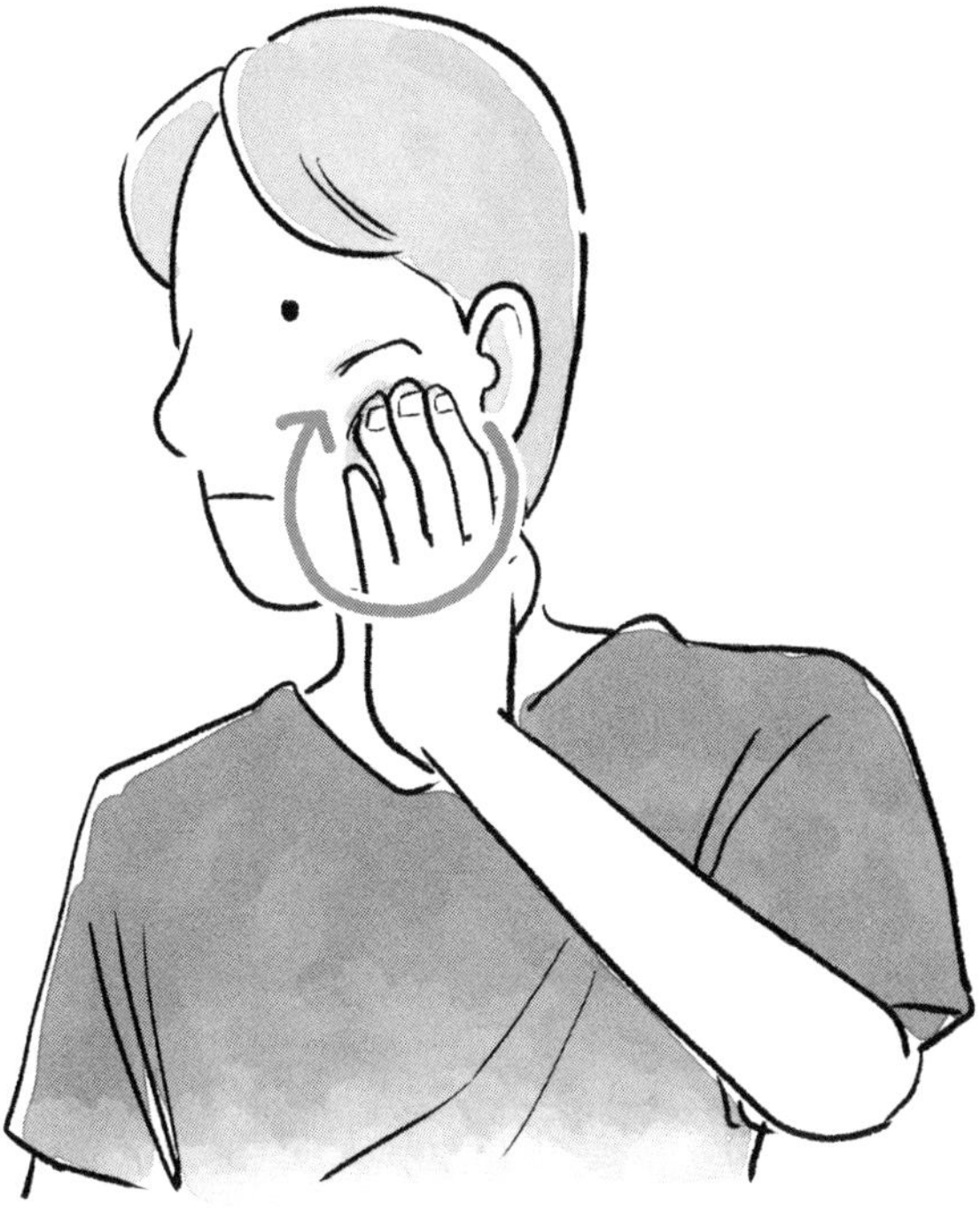

唾液をしっかり出す

耳たぶの前、上の奥歯があるところのほっぺに親指以外の４本の指を添えて、後ろから前に回すようにして10回くらいマッサージします。フワッと触れましょう。

コラム9

「ランニング」の意外な効用

ランニングの意外な効用をご存じでしょうか。

前項で触れた「口臭が気になる人」にも、ランニングは大変おすすめです。というのも、私たちは呼吸を通じて二酸化炭素と酸素の交換（ガス交換）を行っています。ただ、呼吸をしても肺内にとどまる空気もあり、残っている空気の量を残気量《ざんきりょう》といいます。この肺内に残っているガスが漏れてくると口臭を感じることがあるのですが、ランニングをすると大きく呼吸をするので、最後まで肺内のガスを吐き出せるようになります。吐き出した後には新鮮な空気だけが肺の中に充満するので、口臭も気にならなくなるのです。

高齢者だけの不調ではない！「逆流性食道炎」

食べたものが”逆流”してこないような工夫を

食後、すぐ寝ない　**枕を高くする**

逆流性食道炎は、胃酸が食道に逆流して起こる食道の炎症のこと。胸焼けや肋骨後方痛の原因になるほか、潰瘍《かいよう》や出血が見られる場合もあります。一般的にこの症状は70代以上の高齢者に多いとされています。食道の下にある噴門《ふんもん》部は食べた物を胃に送り出し、胃酸の逆流を防ぐ役割を担っているのですが、高齢になるとこの機能が衰えてくるのが大きな原因です。

ただ、高齢者でなくても、肥満などが原因で腹圧が高まっている人は逆流を起こしやすくなるので注意が必要です。

健康な人でも1日に数回は逆流を起こしており、この回数が増えたり食道に胃酸が残る時間が長引いたりすると発症しやすくなります。

胸焼けを起こしやすい人は、食後すぐに身体を横にしないことが重要です。食べ物を消化し切らないまま体を横にすると、胃酸が食道に入りやすくなるだけでなく、胃酸が食道内にとどまりやすくなります。最低でも、食後4時間程度は身体を横にしないように心がけましょう。

どうしても、食後短時間で眠らなければならないときは、**枕を高くする**などして、上体を起こして寝るようにしてください。

また、逆流性食道炎を抱えている人は、肩甲骨の間の左側のあたりにコリを感じることが多くなると思います。**イスの角に背中を押しつけるなどして、コリをほぐしましょう。**

ほかには重曹を飲む方法も有効です。重曹はアルカリ性なので胃酸を中和することができます。体に安全なものであり、飲んでもほとんど副作用の心配はありません。どうしても症状が改善しない場合は、病院を受診して医師の指示を仰いでください。

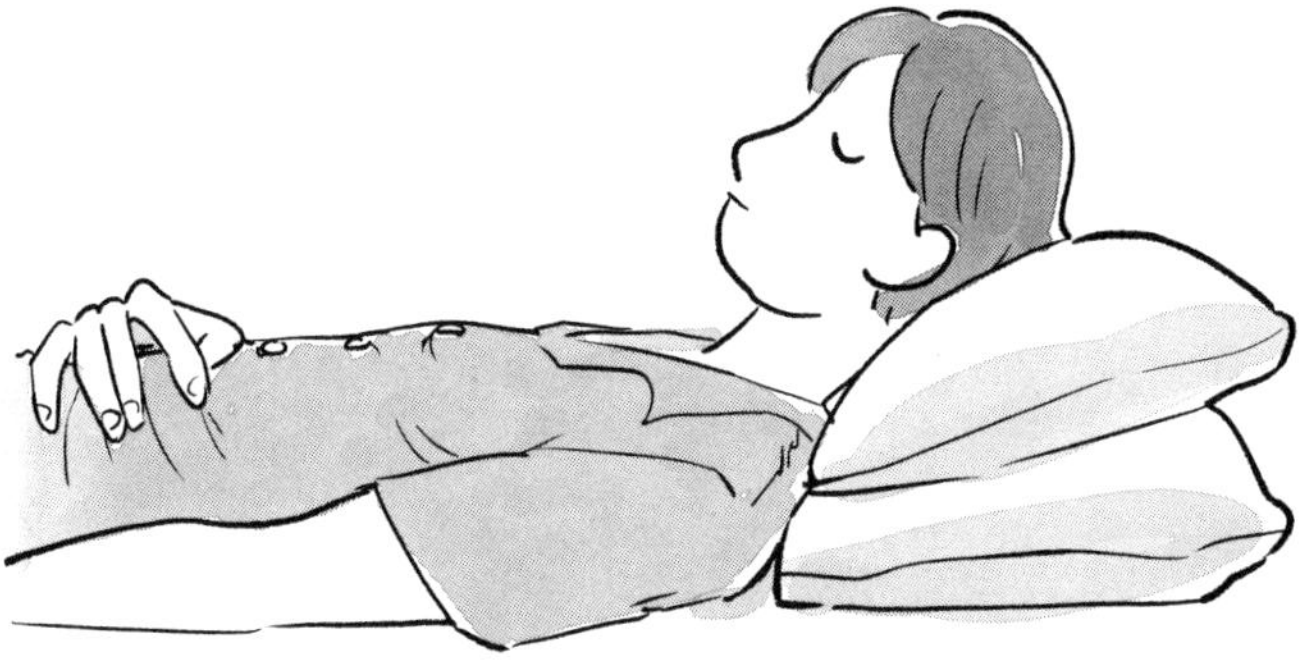

上体を起こして寝る

胸焼けを起こしやすい人は、食後すぐに寝ないことが重要です。どうしても食後短時間で眠らなければならないときは、枕を高くするなどして上体を起こして寝るようにしてください。

コラム 10

喫煙している人は「触れる」とすぐにわかる

施術しているとき、独特の体の硬さのあるお客様に当たることがあります。そんなとき、私はすぐに「あ、この方は喫煙習慣がある人だ」と気づきます。こちらの指がはじき返されるような、何となく嫌な感じがあるのです。だから、施術していると、どんどんこちらの指が痛くなってしまう……。

こうした状態一つ取っても、いかにも、喫煙は体によくない感じがしますよね。

解剖したカエルにタバコの煙を吐きかけると、カエルの毛細血管がシュッと消える。こんなショッキングな実験の模様を目にしたことがあります。これは、ニコチンが末梢血管を収縮させるということを示しています。

血管が収縮すると、血圧も上がり、心拍数も上昇し、動脈硬化も促されます。やはりタバコにはいいことがありません。

禁煙についてはさまざまに語られていますから、どんな方法を使ってでも、ぜひとも成功させていただきたいと思います。

5章

目指すは「健康美人」！自分でできる美容ケア

整体の世界では、「美容は健康の客観である」という表現をすることがあります。「美しさ」は健康を客観的に評価するときの評価軸であり、健康になれば当然のように健康美人にもなれるということです。

歴史的にみると「不健康な、はかない雰囲気が美しい」という価値観の時代もあったようですが、もはやそういった発想自体が、不健康であるとみなされるようになってきているような気もします。

目指したいのは、はつらつとした健康美人。この章では、性別年齢問わず、日常的にできる美容のセルフケアをご紹介していきます。

いくつからでも始めたい「アンチエイジング」

ふくらはぎを鍛えて
血流up！

ふくらはぎスクワット

アンチエイジングの基本は筋トレに尽きます。筋トレをするとマイオカインという物質が分泌され、これが若返り効果をもたらすといわれています。また筋トレと一緒にストレッチを。緊張をほぐすことで、質のよい睡眠をとることができ、就寝中の組織再生につながります。

特におすすめを1つ挙げるなら、ふくらはぎスクワット。ふくらはぎを鍛えると、血液を心臓に送るポンプ作用が上手く働くようになるので、血流が良くなります。これとセットで次ページのストレッチを寝る前にやってみてください。

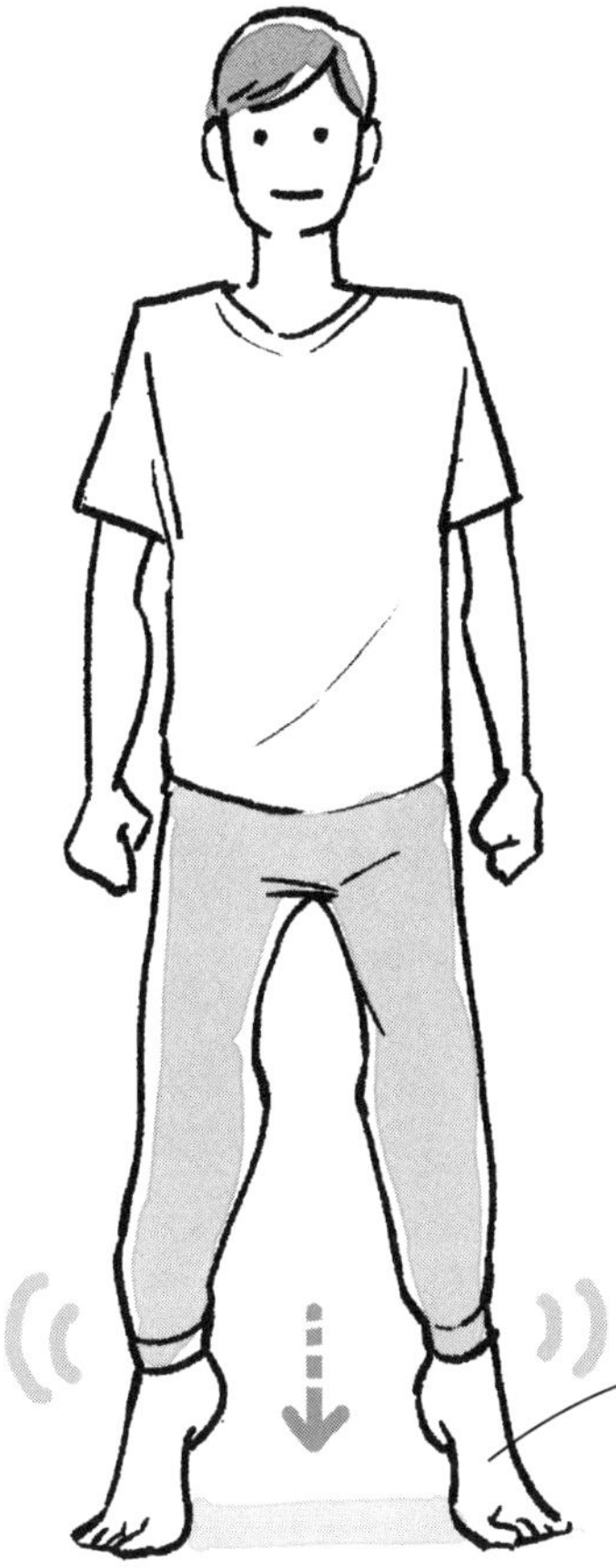

ふくらはぎ スクワット

安定した場所に立ち、かかとを高く上げます。その状態で静止してから、かかとをゆっくり下ろしていきます。10回くらい繰り返します。

寝る前のおすすめストレッチ

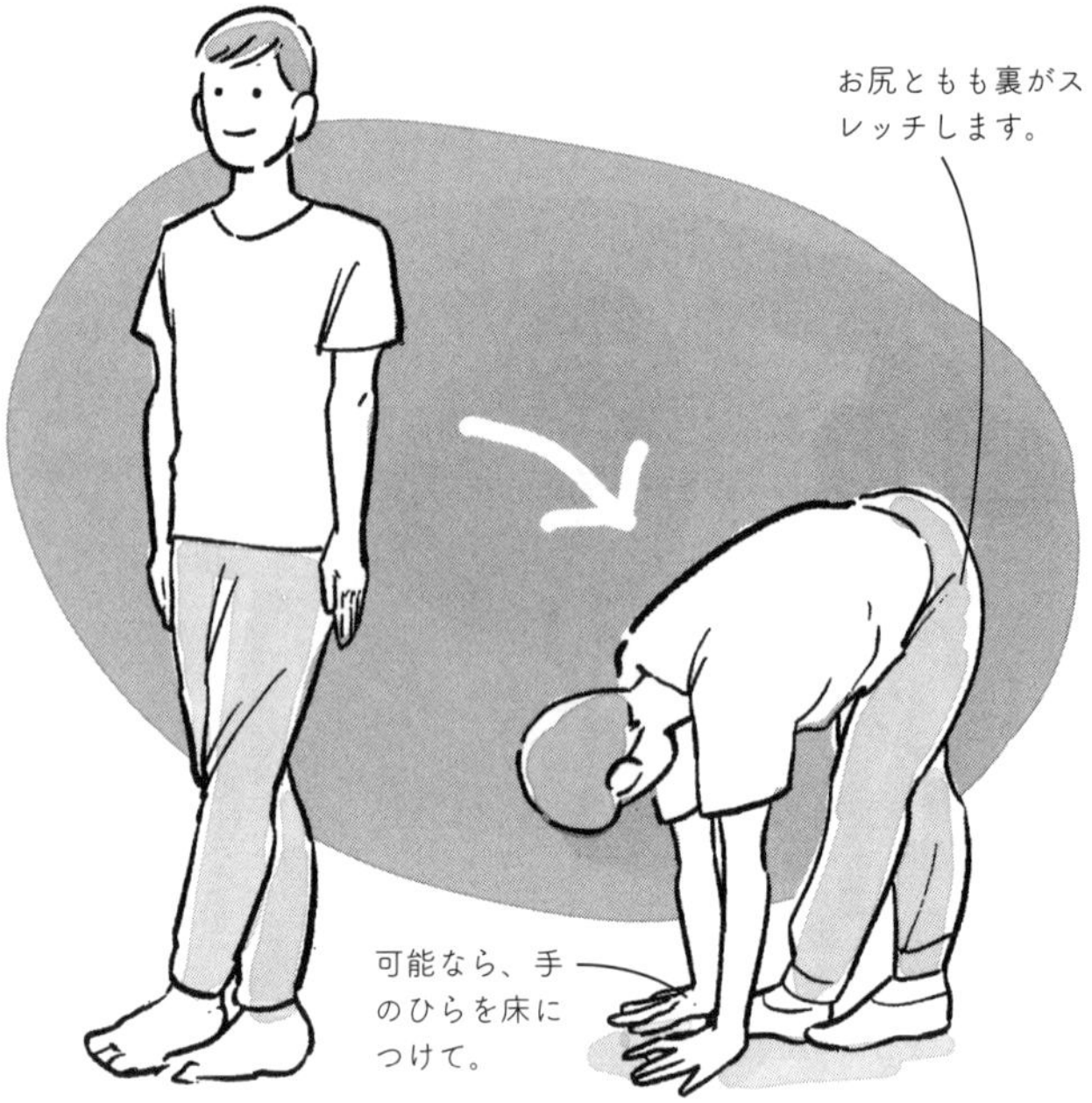
お尻ともも裏がストレッチします。
可能なら、手のひらを床につけて。

立った状態から、まず足をクロスさせます。

その状態のまま、上体を倒し、両手を床に伸ばします。伸びきった感覚を味わったら、次に、反対の足でも行います。

コラム 11

エクササイズグッズに頼って、ラクをするのは大いにアリ！

毎日、筋トレはつらすぎるという人は、ＥＭＳというエクササイズ機器を使うのもアリです。ＥＭＳは「Electrical Muscle Stimulation」の略であり、電気を使って筋肉を刺激し、収縮させるための道具です。

もともとは医療器具として開発され、スポーツ選手のリハビリなどに用いられていましたが、今では一般でも利用する人が増えつつあります。「筋肉を刺激するだけ」と聞くとちょっと横着な感じがするかもしれませんが、**手軽に一定の運動効果を得ることができます。**

コスメに頼らずケアできる「肌のくすみ」

スクワットは一番効率のよい美容です！

スクワット

肌のくすみを解消したいときも、やはり筋トレとストレッチが効果的です。まずはオーソドックスなスクワット。スクワットは、全身で一番大きな筋肉を使うので、非常に効率のよいトレーニングといえます。

慣れてきたら、腰を落としたときに両手を前に突き出す方法もあります。両腕の重さの分だけ肩や背中に負荷をかけることができます。筋トレの後には、背伸びをしてから体を横に曲げて体側を伸ばします。左右で伸びにくいほうの回数を多めにしましょう。呼吸がラクになり、顔色が明るくなってくるはずです。

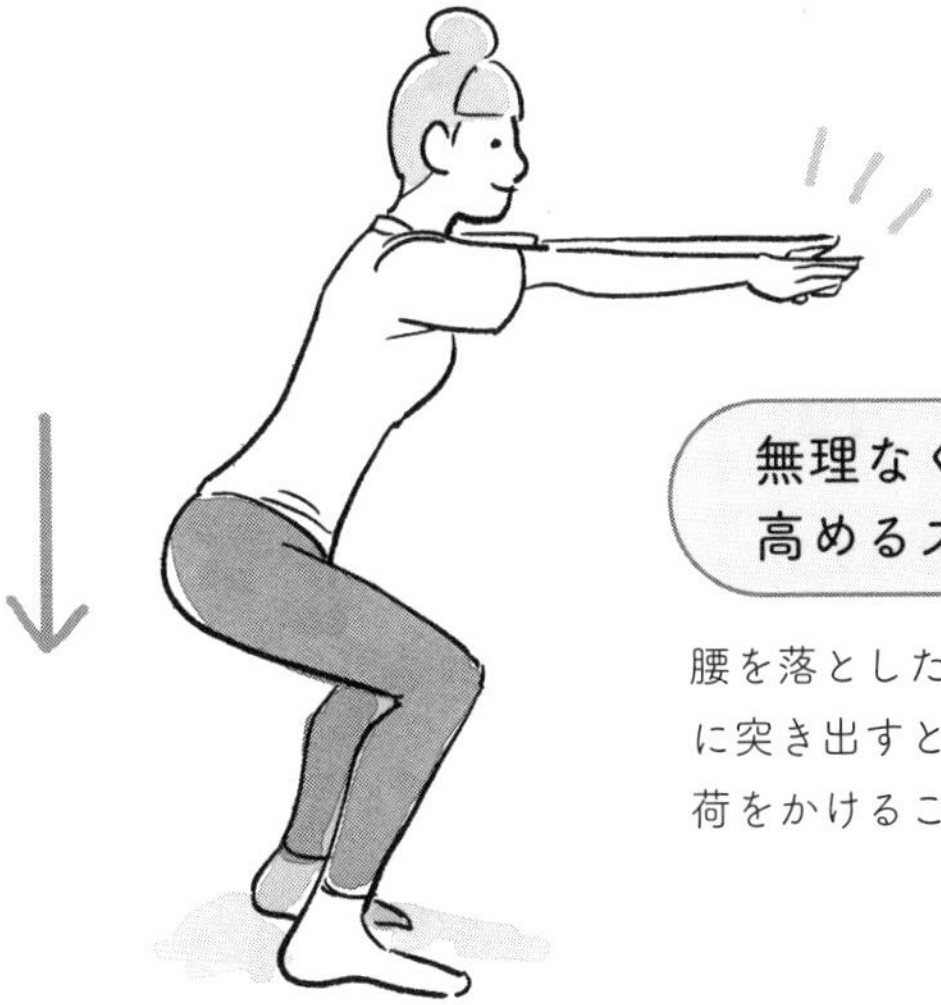

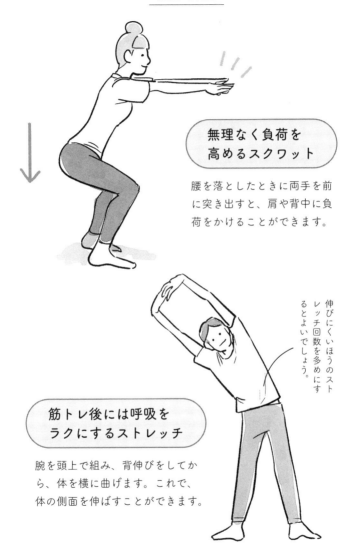

無理なく負荷を高めるスクワット

腰を落としたときに両手を前に突き出すと、肩や背中に負荷をかけることができます。

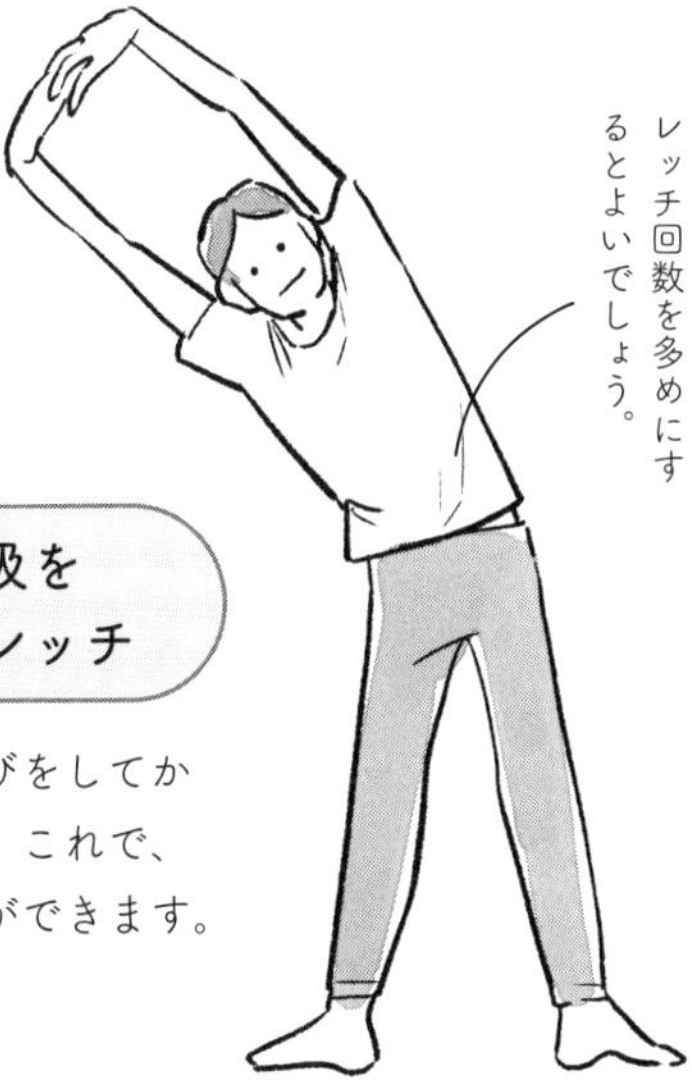
伸びにくいほうのストレッチ回数を多めにするとよいでしょう。

筋トレ後には呼吸をラクにするストレッチ

腕を頭上で組み、背伸びをしてから、体を横に曲げます。これで、体の側面を伸ばすことができます。

スキンケアついでに10秒！「むくみ」

血液やリンパ液を、いかに巡らせるかがカギ

肩回し **鎖骨窩《か》にシャワー**

体内で血液やリンパ液がうまく回らなくなると、顔のむくみになってあらわれます。こんなときは、**肩回し**を行いましょう。

鎖骨の下には静脈角《じょうみゃくかく》という場所があり、ここにリンパ液が流れ込んできます。肩を回すと、静脈角にリンパが入りやすくなるので、むくみの解消につながるのです。特に左側にリンパ液が集中するので、左側を多めに回してもよいでしょう。**左側の鎖骨の下にシャワーを当てて温めてあげるだけでも、むくみが取れてくる**と思います。

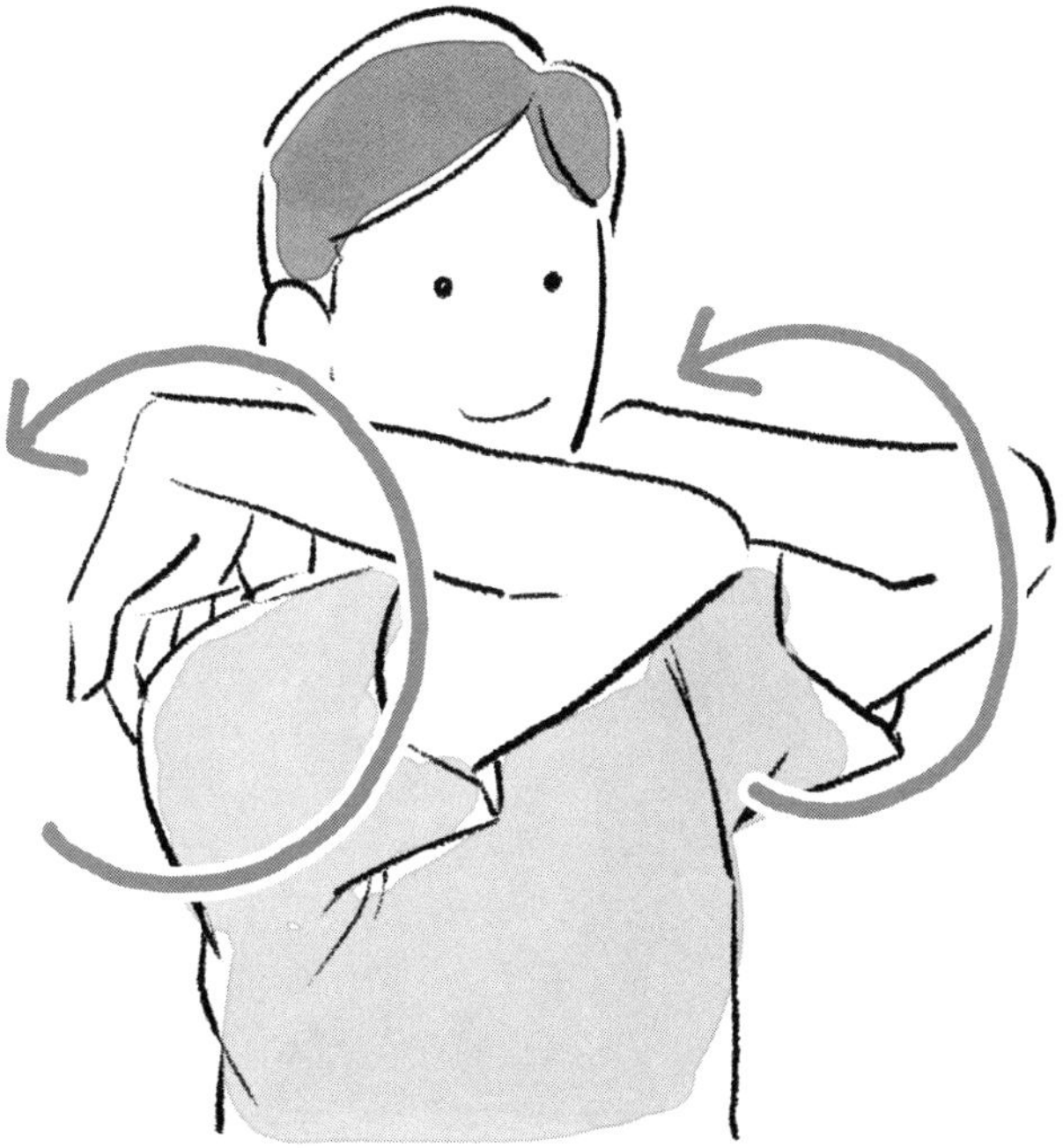

肩回しで、巡りを良くする

それぞれの肩に手を添えて、大きく肩回しをしましょう。後ろに3回、前に3回、そして、もう一度後ろに3回、回します。

根本から よみがえらせよう 「肌のつや・潤い」

筋肉をつけ、タンパク質をとれば、
潤いは必ず戻る

もも上げ

肌のつや、潤いを取り戻したい人は、もも上げをしてみましょう。

足を肩幅に広げて立ち、その場で左右の太ももを交互に上げる運動です。単純ですが、効率のよいトレーニングとして知られています。

食事面では、タンパク質をきちんと摂ること。粉末のプロテインを飲むのもよいです。タンパク質を摂ると、体の組織が修復され、肌の潤いも戻ってきます。

そして、忘れてはいけないのが睡眠です。睡眠時間をしっかり確保することで、肌のつや・潤いをキープしていきましょう。

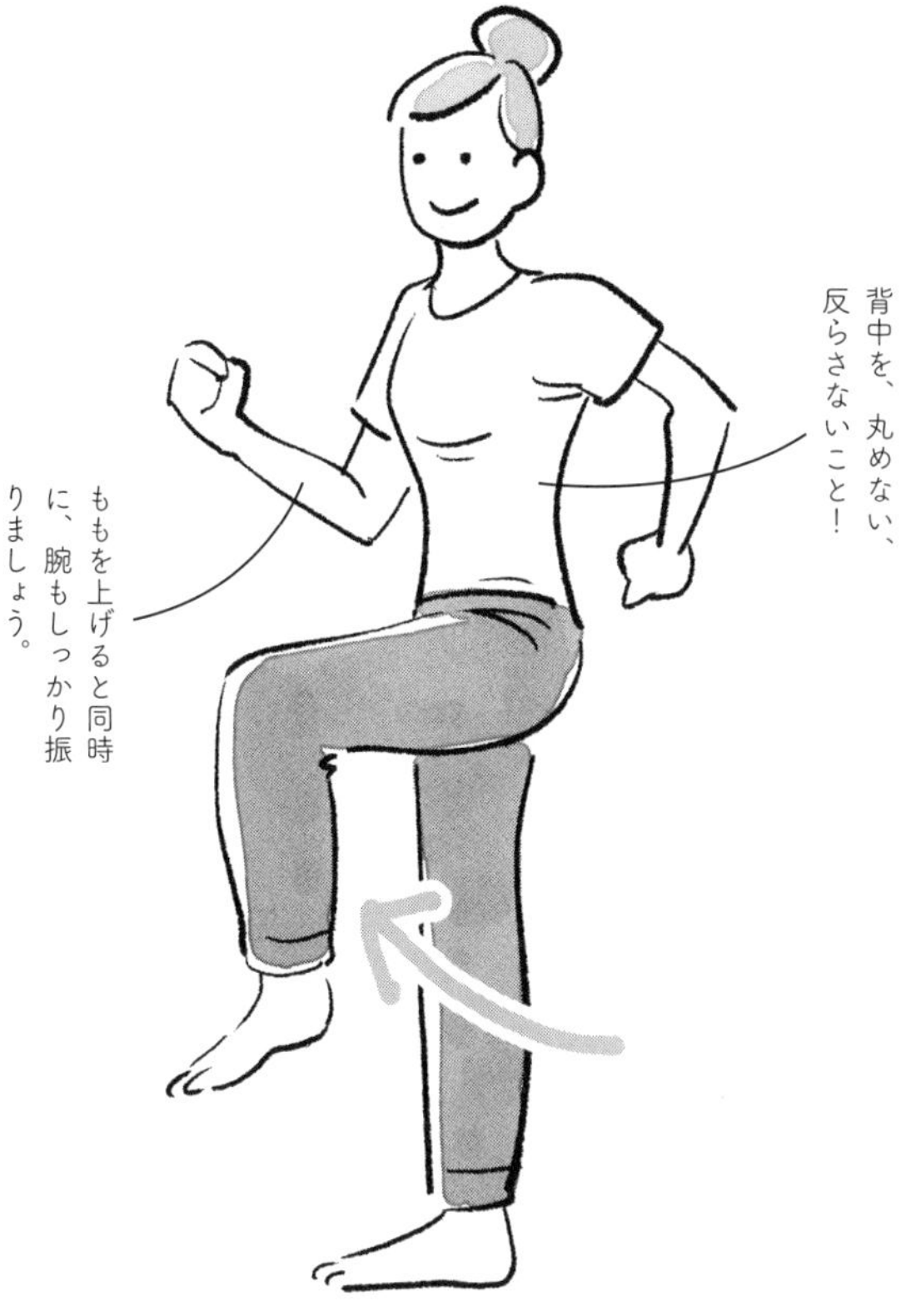
背中を、丸めない、反らさないこと！
ももを上げると同時に、腕もしっかり振りましょう。

もも上げで肌の潤いアップ

足を肩幅に広げて立ち、その場で左右の太ももを交互に上げ下げします。疲れても、一定のリズムをキープして。まずは、30秒×3セットを目標に始めてみましょう。

にっこり笑うと気になる「目元のシワ」

頭痛や目の疲れにも効く「万能ツボ」がある

脳空《のうくう》

後頭部の、ちょうど目の裏側あたりにある小さなくぼみを脳空《のうくう》といいます。

このツボに親指の腹をあてて皮膚をこすりつけるように10回程度こすると、目元のシワを伸ばす効果があります。

脳空は、頭痛や目の疲れにも効くツボとされているので、仕事の休憩時間などに刺激してあげるとよいですね。

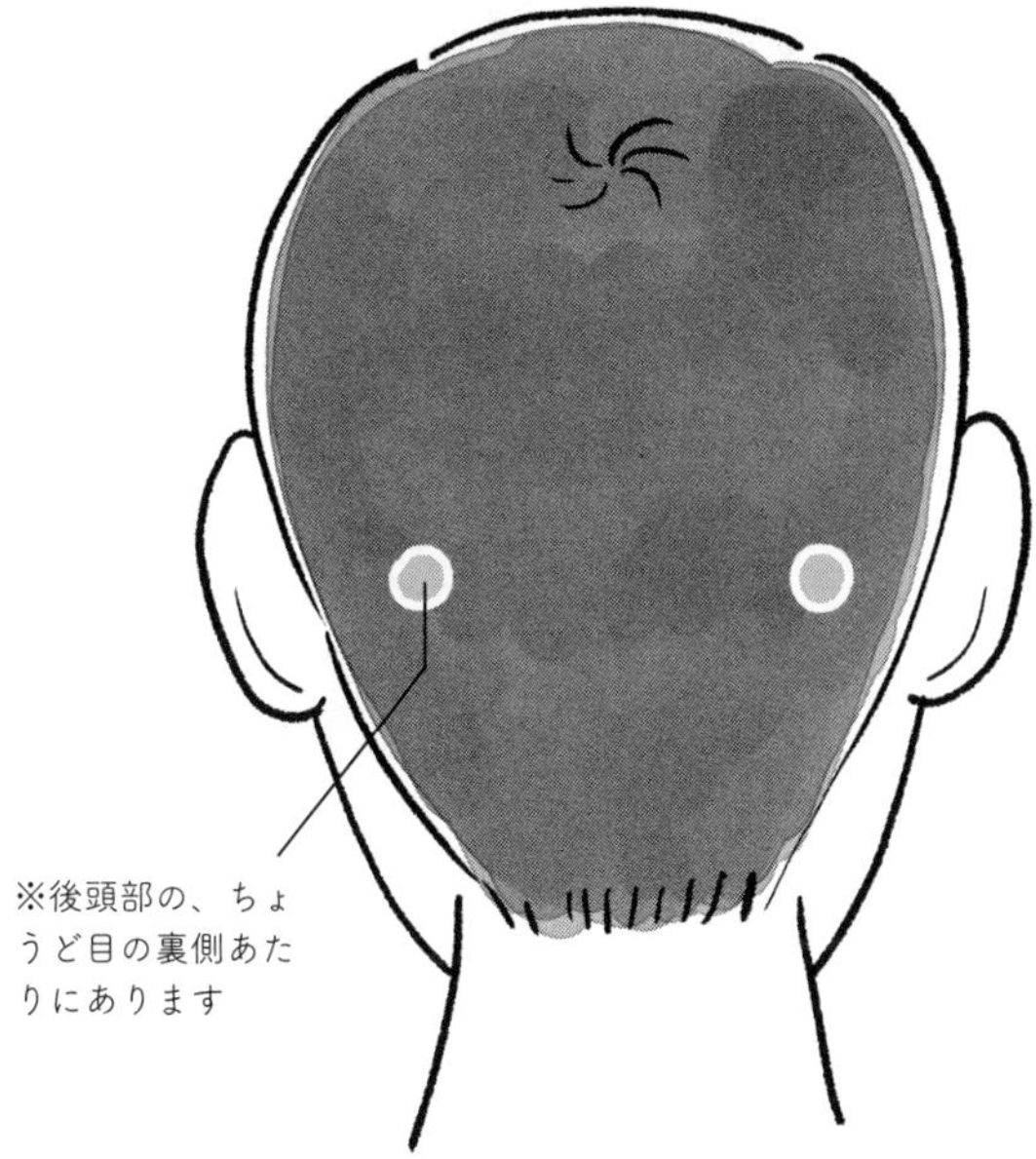
※後頭部の、ちょうど目の裏側あたりにあります

ツボ刺激で、目の疲れもシワも取れる

後頭部の、ちょうど目の裏側あたりにある小さなくぼみに親指の腹をあてて皮膚をこすりつけるようにマッサージします（10回程度）。

口元もったりをスッキリへ「ほうれい線」

ほっぺたの"たこ焼き部分"が下がるのを予防する

ほっぺたマッサージ

年齢とともに目立ってくる口元のほうれい線。口元のシワを目立ちにくくするためのイイ方法があります。**ほっぺたのプクッと膨らんでいる、いわゆる"たこ焼き部分"を、指でマッサージしてあげましょう。**

ほっぺたのたこ焼き部分が固くなって下に落ちてくると、たるんでシワができやすくなります。この部分のコリをほぐすことで、口元のシワが減っていくのです。

指で押したときに痛みを感じる人は、顔が固くなってむくんでいるためと考えられます。特に丁寧に、もみほぐしてあげましょう。

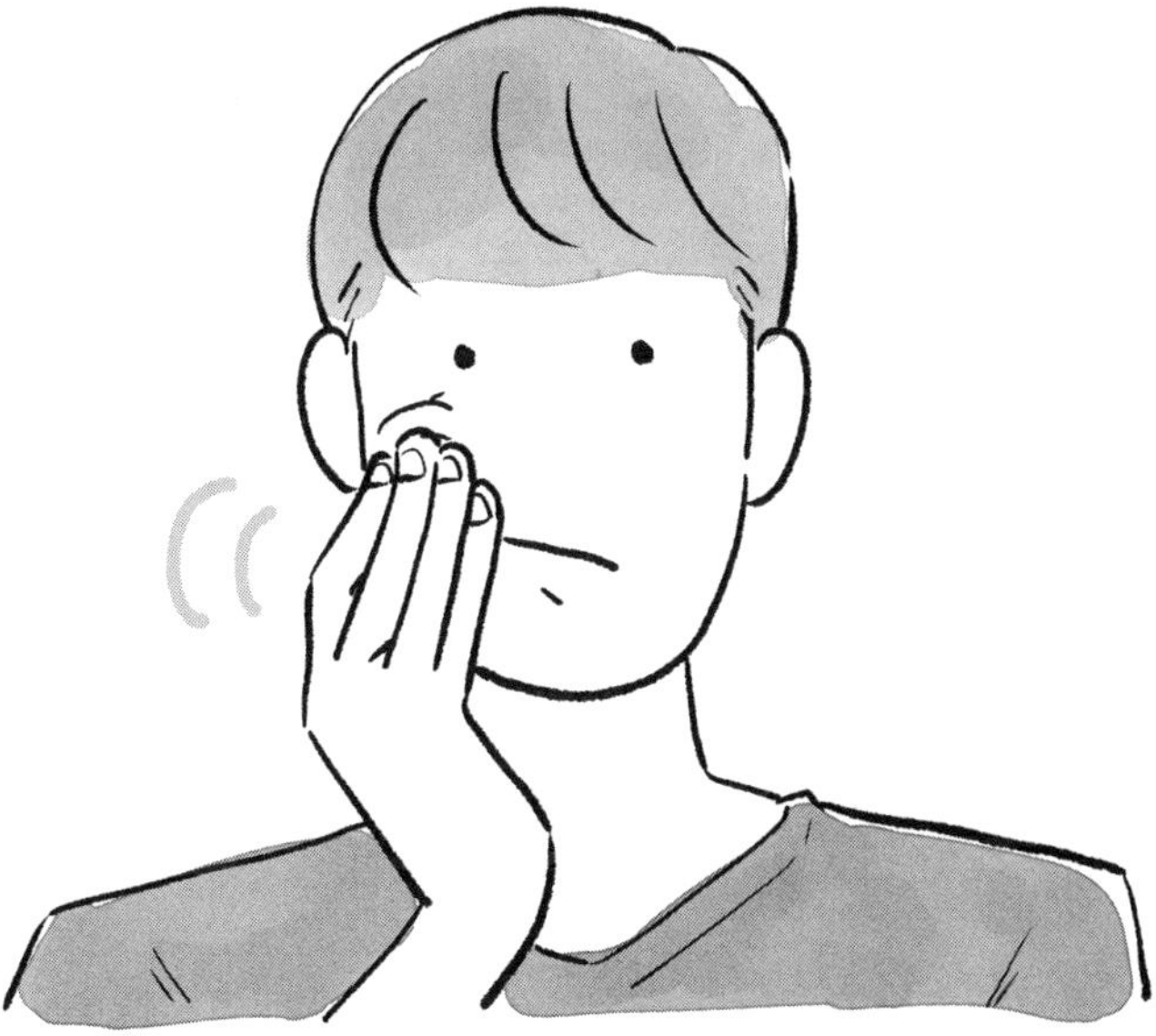

ほっぺたのコリを取るマッサージ

ほっぺたのたこ焼き部分のコリをほぐすことで、口元のシワが減っていきます。

表情が険しく見えがちな「おでこの横線」

背中が丸まると、
おでこにシワが寄ってしまう

肩甲骨を寄せる

気になるおでこの横線を消したいときは、肩を引っ張り寄せるようにして肩甲骨をくっつけてみてください。3回くらい繰り返しましょう。

背中が丸くなり、上目遣いで物を見るようになると、おでこにシワが寄りやすくなります。これを直すためには、視線が真っ直ぐになる姿勢をつくることが大切です。

肩甲骨をギューッと寄せると、胸が開き、背筋が真っ直ぐになり、目線も真っ直ぐになります。こうなれば、自然とおでこのシワも消えていくはずです。

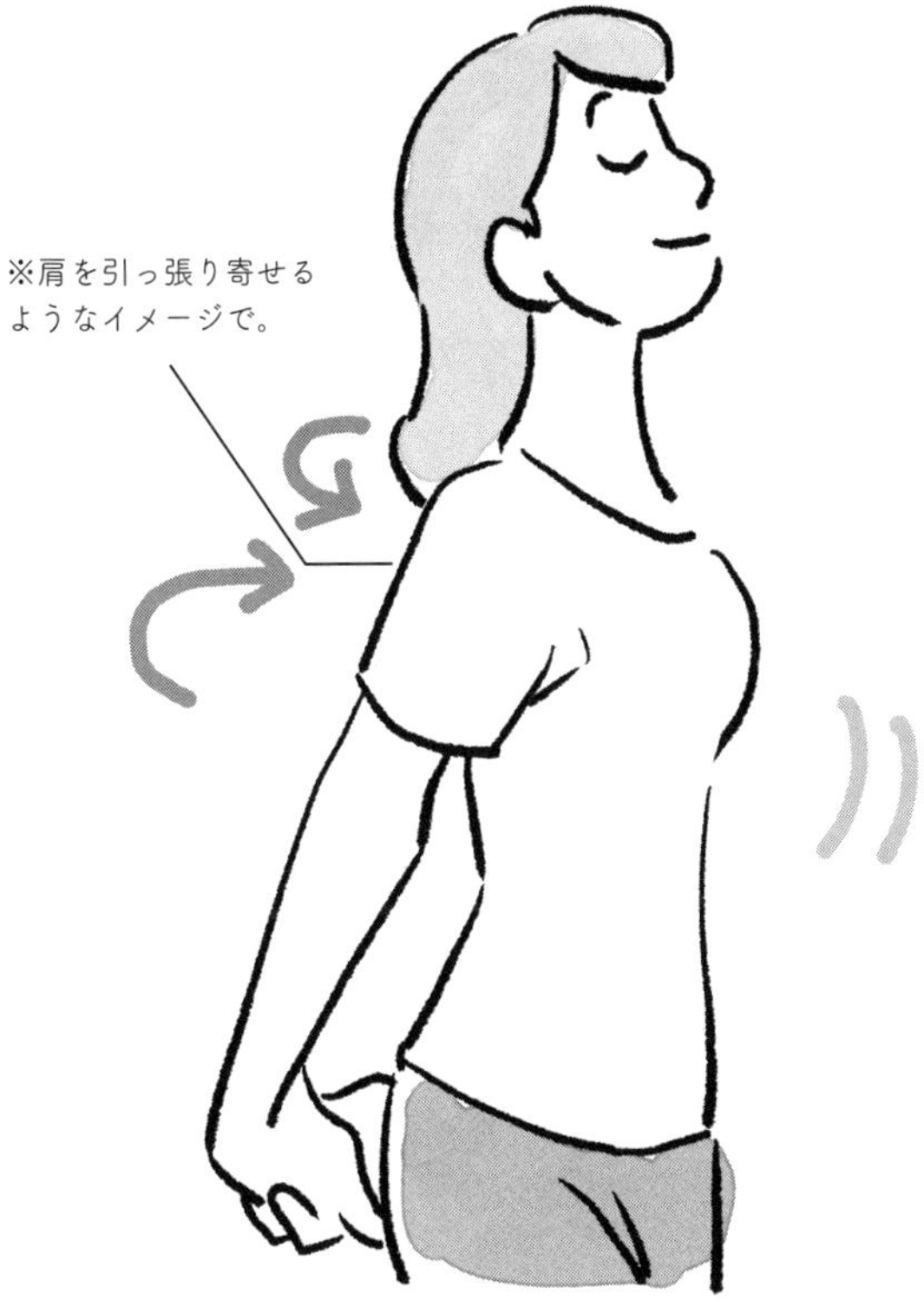

肩甲骨を寄せて、おでこスッキリ

肩甲骨をギューッと寄せると、胸が開き、背筋が真っ直ぐになり、目線も真っ直ぐになります。

意外と見た目年齢につながる「首のシワ」

回すことで、首まわりの筋肉の固定化を予防する

首回し

首を回そうとするとき、首まわりの筋肉が固まっていると、シワがいっぱい寄ります。シワが寄って固定化すると、老けてみられてしまいます。逆にいうと、**首の一番上の関節の動きをよくしてあげれば、首まわりのシワも減らすことができます。**そのために**首回し**をやってみましょう。右と左でやりやすいほうがあると思います。やりやすいほうを3回早回しで行ってみて、やりにくいほうを試してみると、さっきよりもやりやすくなっているのが実感できるはずです。同時に、目の疲れも解消できます。

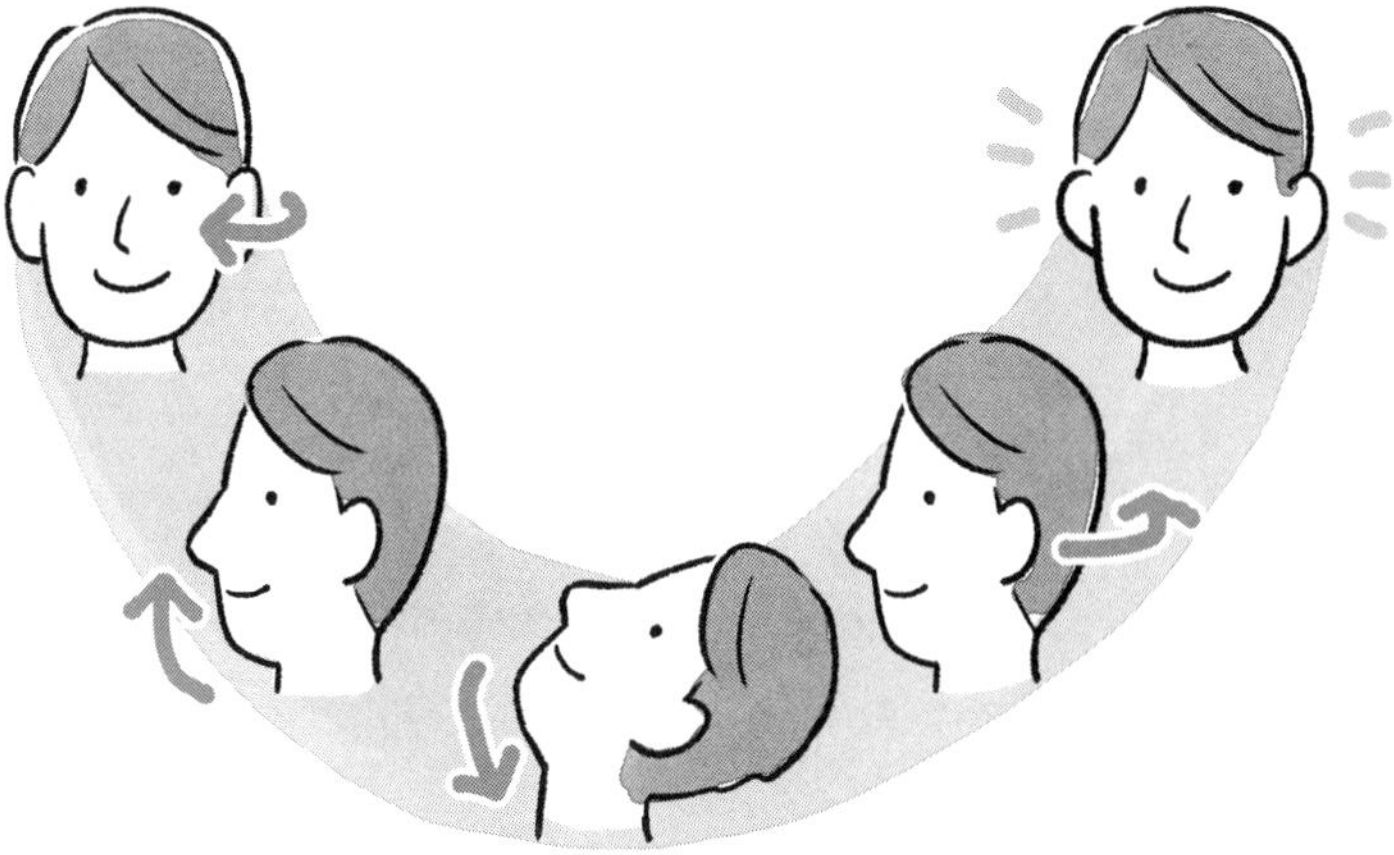

首回し

左を見て上を向く→顔の向きを戻す→右を見て上を向く→顔の向きを戻す、を繰り返し行います。

手軽にハリと血色がアップ！「顔のたるみ」

刺激を与えて交感神経を興奮させ、
毛穴を引き締める

顔を引っぱたく

顔のたるみを解消する、最もてっとり早い方法。それは、一見乱暴なようですが、**「手のひらで自分の顔を引っぱたく」**です。

もちろん、無理に自分を痛めつける必要はありません。肌に適度な刺激を与えるイメージで、左右10回くらいずつ叩きます。

顔を叩くと交感神経が興奮して、毛穴が引き締まり、肌にもハリが出てきます。これによって、たるみも取れるという仕組みです。顔色も良くなってくるので、試してみてください。

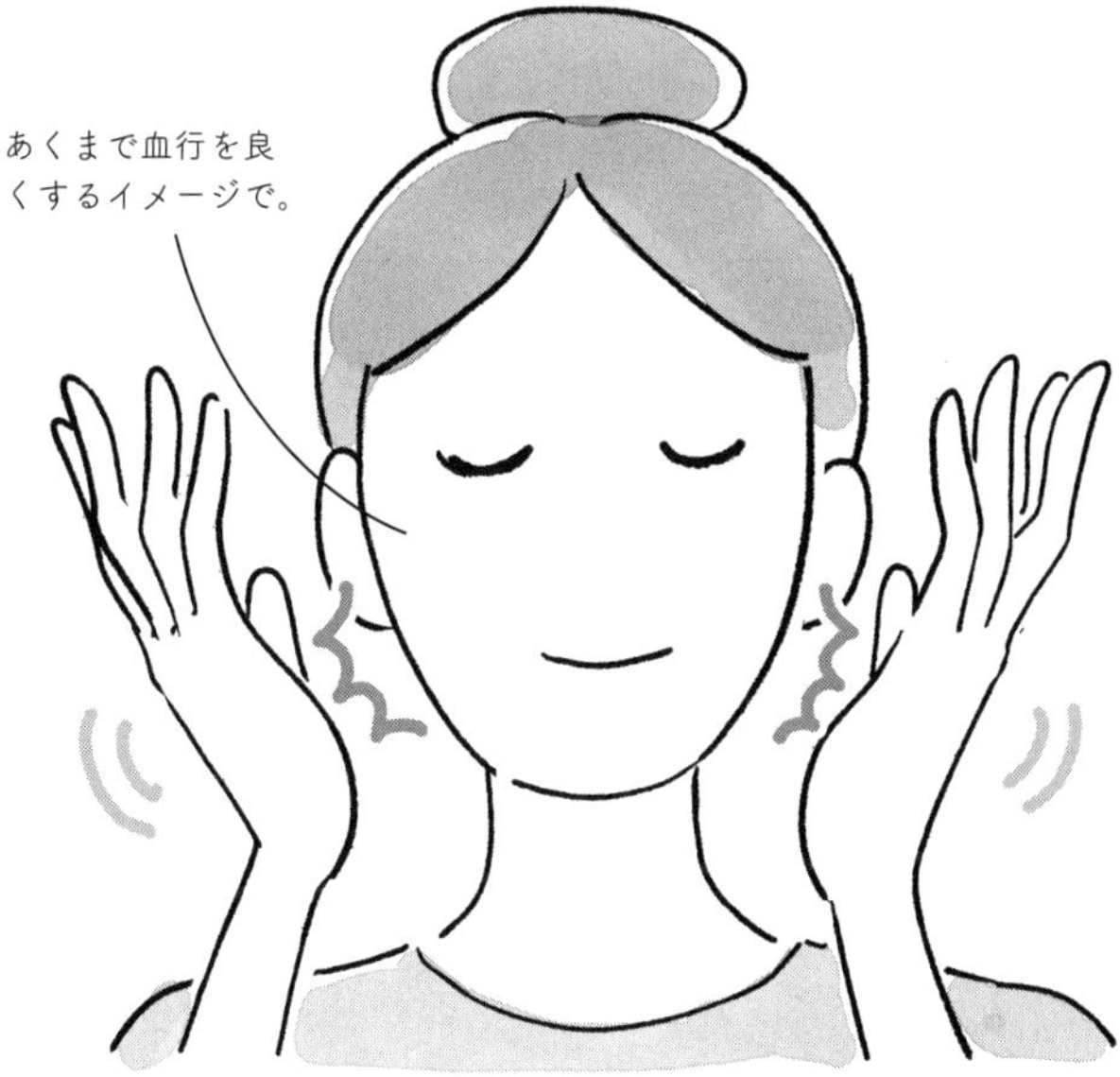

顔をパチパチ叩く

手のひらで肌に適度な刺激を与えるイメージで、
左右10回くらいずつ叩きます。

あか抜けた印象に「くちびるを引き締める」

恥骨は、血流促進や生理不順をよくするポイント

恥骨押さえ

足を肩幅に開いて立ち、両手の親指で恥骨をぎゅっと押さえてみましょう。その後に、ツンと弾いてあげると、口元が引き締まり、小さくてかわいらしくなるといわれています。

はっきりした理由はわかりませんが、**恥骨を押すと血流が良くなり、腰痛や冷え性、生理不順などに効果がある**とされています。

特に整体ではあらゆる皮膚病に効果的とされていて、メリットが少なくないので、気がついたときにやってみるのをおすすめします。

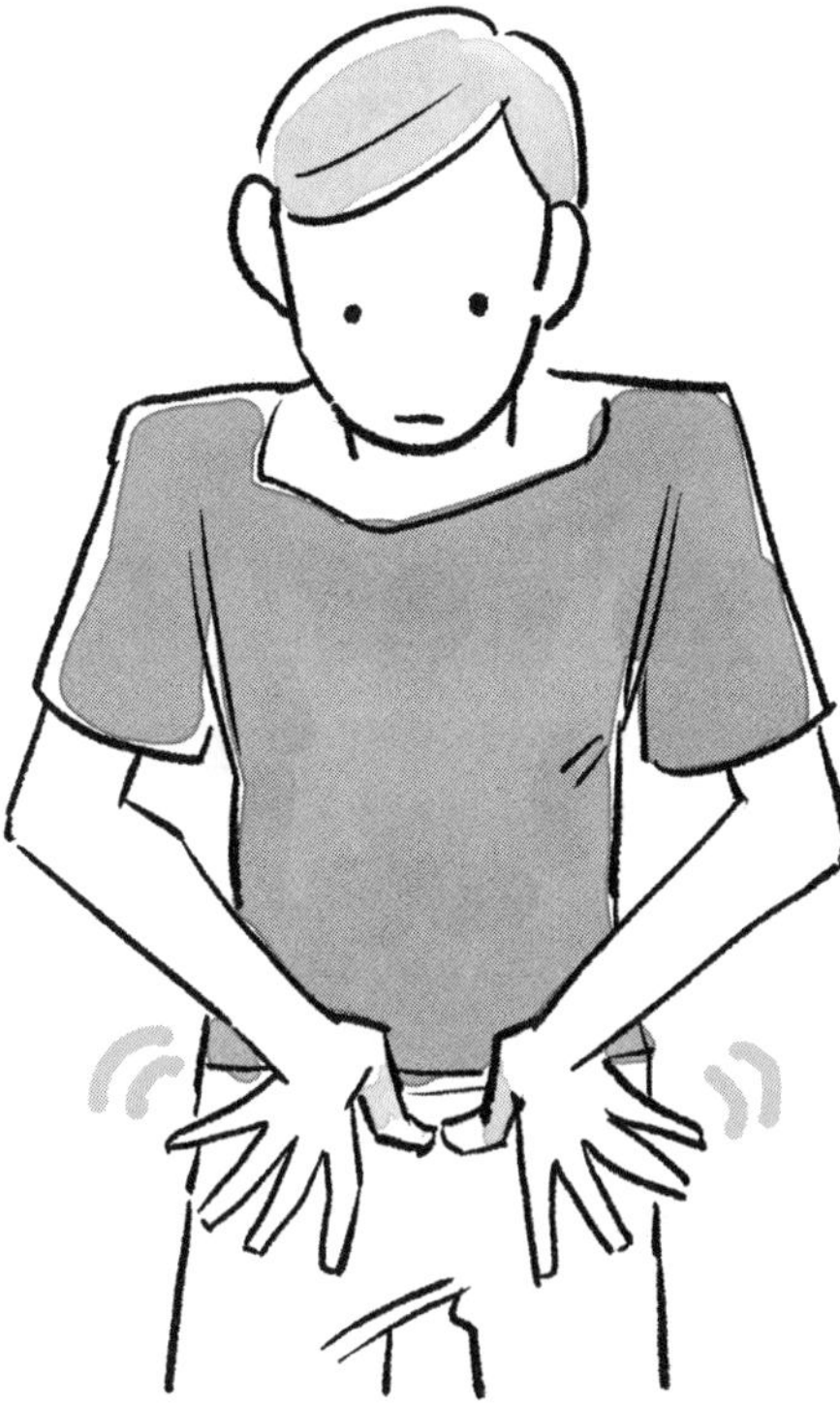

恥骨を押して血流をよくする

足を肩幅に開いて立ち、両手の親指で恥骨をぎゅっと押さえます。そのあとに、親指で弾きます。

インスタ映えする「小顔」

シャープなフェイスラインは「姿勢」で決まる

鎖骨を横にみがく

外側翼突筋《がいそくよくとつきん》マッサージ

首の前側を広く覆《おお》っている広頸筋《こうけいきん》という筋肉が疲れて縮むと、顔全体が下に引っ張られ実際より大きく見えてしまいます。そこで**鎖骨を横にみがくようにして刺激する**と、広頸筋がゆるみ、顔と胸の距離が離れ、下に引っ張られていた顔が本来の位置に戻ります。刺激するときは、骨に皮膚を擦り付けるようなイメージで行いましょう。

また、**口の中に両手の親指を入れて、奥歯の奥をマッサージする**のもおすすめです。頬骨の深層にある外側翼突筋《がいそくよくとつきん》という筋肉がゆるむことで小顔効果が得られます。

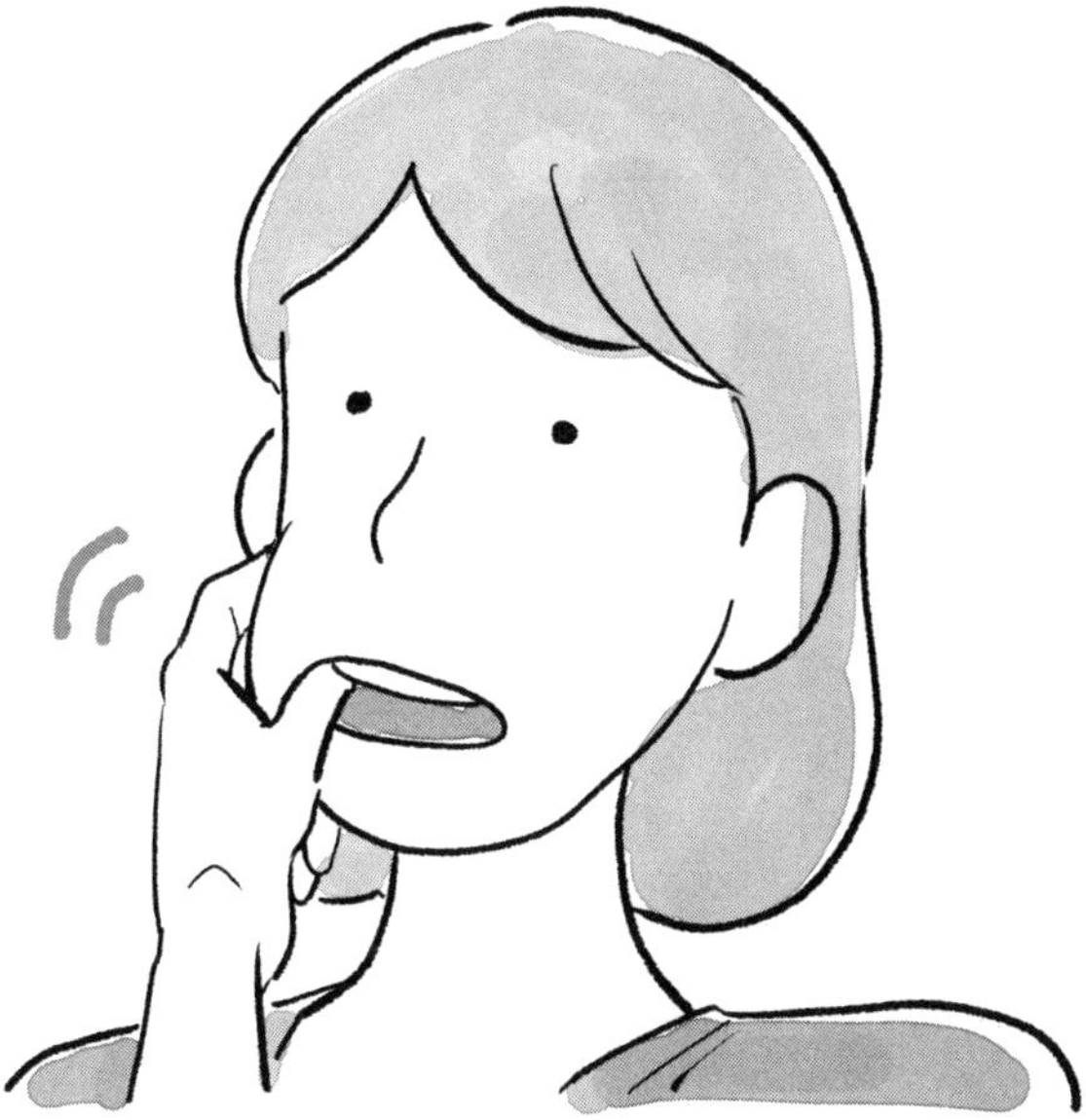

外側翼突筋マッサージ

口の中に親指を入れて、奥歯の奥をマッサージしましょう。こうして頬骨の深層にある外側翼突筋《がいそくよくとつきん》をゆるめることで、小顔効果を期待できます。

一瞬で小顔に見せるためのとっておきの姿勢をお教えしましょう。

それは**「あごを引く」**です。写真館などで証明写真を撮ってもらうときに「もっとあごを引いてください」といわれることがあると思います。あごを引くときに、頭を下げて、あごをのど元に寄せるようにする人が多いのですが、これは間違った「あごを引く」であり、かえってあごにたるみが生じてしまいます。

正しい「あごを引く」は、**「頭全体を後ろに引く」というイメージ**に近いです。

頭ごと後ろに引くと、それだけでフェイスラインとあごがシャープになり、首も細く見えるので、小顔感が増すのです。

「頭全体を後ろに引く」が上手くイメージできない場合は、背中の肩甲骨をグッと引き寄せましょう。

小顔づくりは姿勢で決まります。背筋を伸ばして猫背をなくすと、自動的に顔は小さく見えるようになることをしっかり覚えておきましょう。

コラム 12

なぜ、左肩のほうがこりやすい？

本書を読んでいて、なぜか「左」がたくさん出てくることにお気づきでしたか？

実際、コリも左側に出やすいものです。

人間の身体は、なぜか左側のほうが自律神経の支配が強いからです（右利き、左利きは関係ありません）。だから私たちプロは施術のとき、より効率的に効果を与えられる「左側」を重視します。人間の身体って、意外に左右対称じゃなくて、たとえば、左肩のほうが肩こりがひどい、左足のほうがむくみやすい……といったように、あなたの調子も、左右で必ずどこか違うはず。そんな風に眺めてみると、見慣れた自分の身体もちょっと新鮮に見えてくるかもしれません。

6章

賢く〝燃やす・食欲セーブ〟でパワフル「ダイエット」

「やせていればやせているほど美しい」そんな価値観にとらわれて、無理なダイエットを重ねている人が少なくありません。「風邪を引きやすい」とか「産毛が増えてくる」といった症状が出てきた場合は、ダイエットのやり過ぎが疑われます。

必要以上に細くなる必要はありません。大切なのは、見た目をできるだけ細く見せるというより、体の中にムダなものをため込まないという発想です。

この章では、健康的にダイエットをするためのちょっとしたコツをお話しします。ぜひ楽しみながら取り組んでほしいと思います。

楽しく燃焼させよう！「体脂肪」

「脂肪燃焼」を促す、褐色《かっしょく》脂肪細胞を刺激する

肩甲骨ダンス

体脂肪率を減らしたいときは、「肩甲骨ダンス」をしてみましょう。

バンザイの要領で両手を上げ、上げきった状態から片手を1センチ伸ばし、反対の手を1センチ伸ばし……というのを繰り返します。「イッチ、ニッ、イッチ、ニッ……」という感じで、ダンスのようにリズミカルに行いましょう。肩甲骨が動き、褐色《かっしょく》脂肪細胞が刺激されます。

肩甲骨まわりには、脂肪燃焼を促す褐色脂肪細胞が集まっているので、肩甲骨ダンスで効果的な脂肪燃焼ができるようになります。

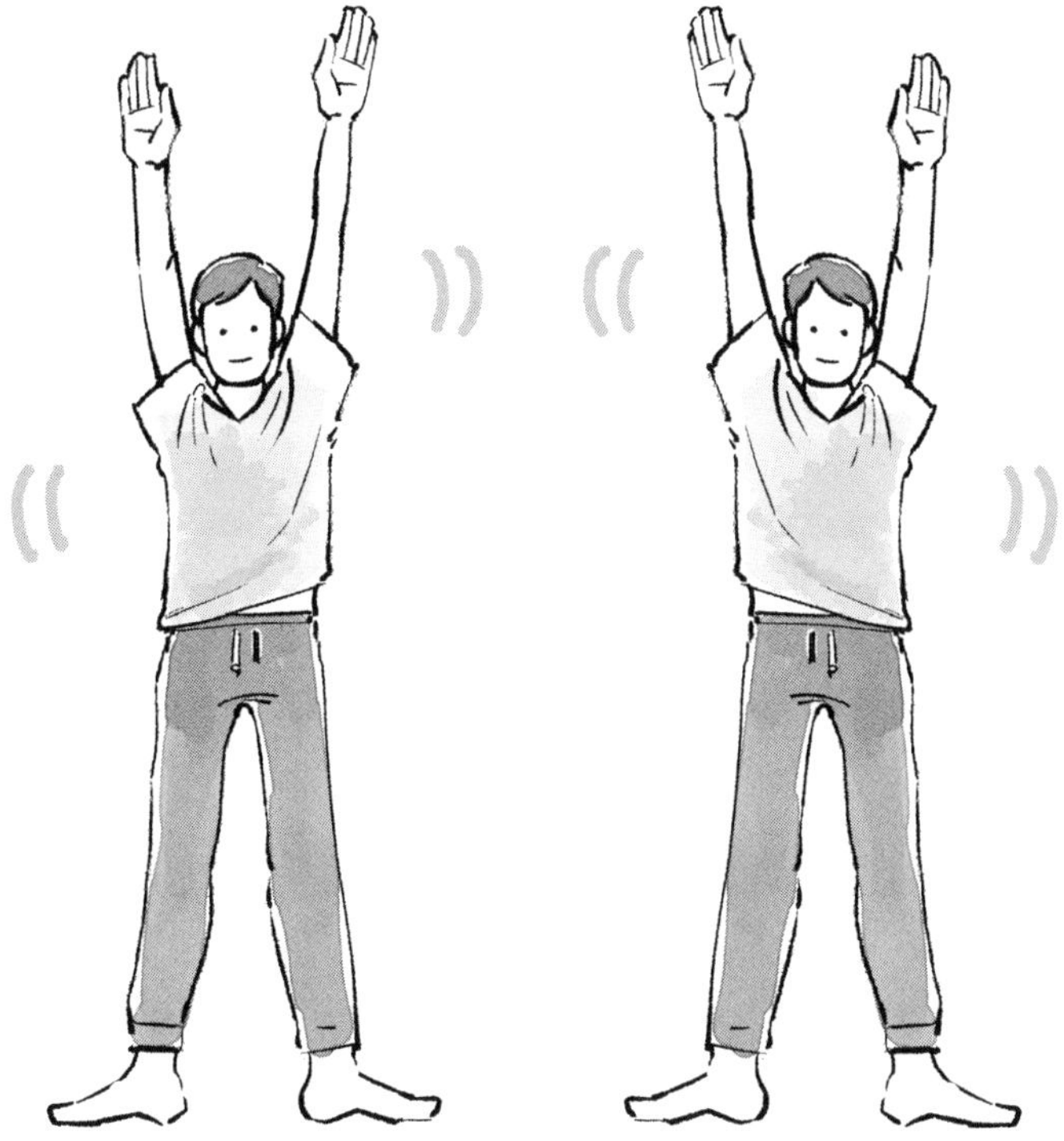

肩甲骨ダンス

両手を上げて、上げきった状態から片手を1センチ伸ばし、反対の手を1センチ伸ばし……というのを繰り返します。「イッチ、ニッ、イッチ、ニッ……」とリズミカルに行いましょう。

つきやすく落ちにくい「お腹まわりのぜい肉」

「たるみ解消」「代謝アップ」
「交感神経アップ」といいことずくめ

腹肉を引っぱたく

食事制限が一番ですが、即効性のある、意外なセルフケアをお伝えします。**お腹を引っぱたく**、です。それだけでキュッとお肉が引き締まります。186ページで、顔を叩いてたるみを解消する方法をお話ししましたが、それと同じ原理。また、**叩けばその部分の代謝も上がり、脂肪を効率よく燃焼できるようになります。**

タイミングは、**寝起きが最もおすすめ**です。シャワーを浴びる習慣などがあれば、赤くなるまでパチパチ叩いてみましょう。活動に大切な交感神経のレベルも上がって覚醒しやすくもなります。

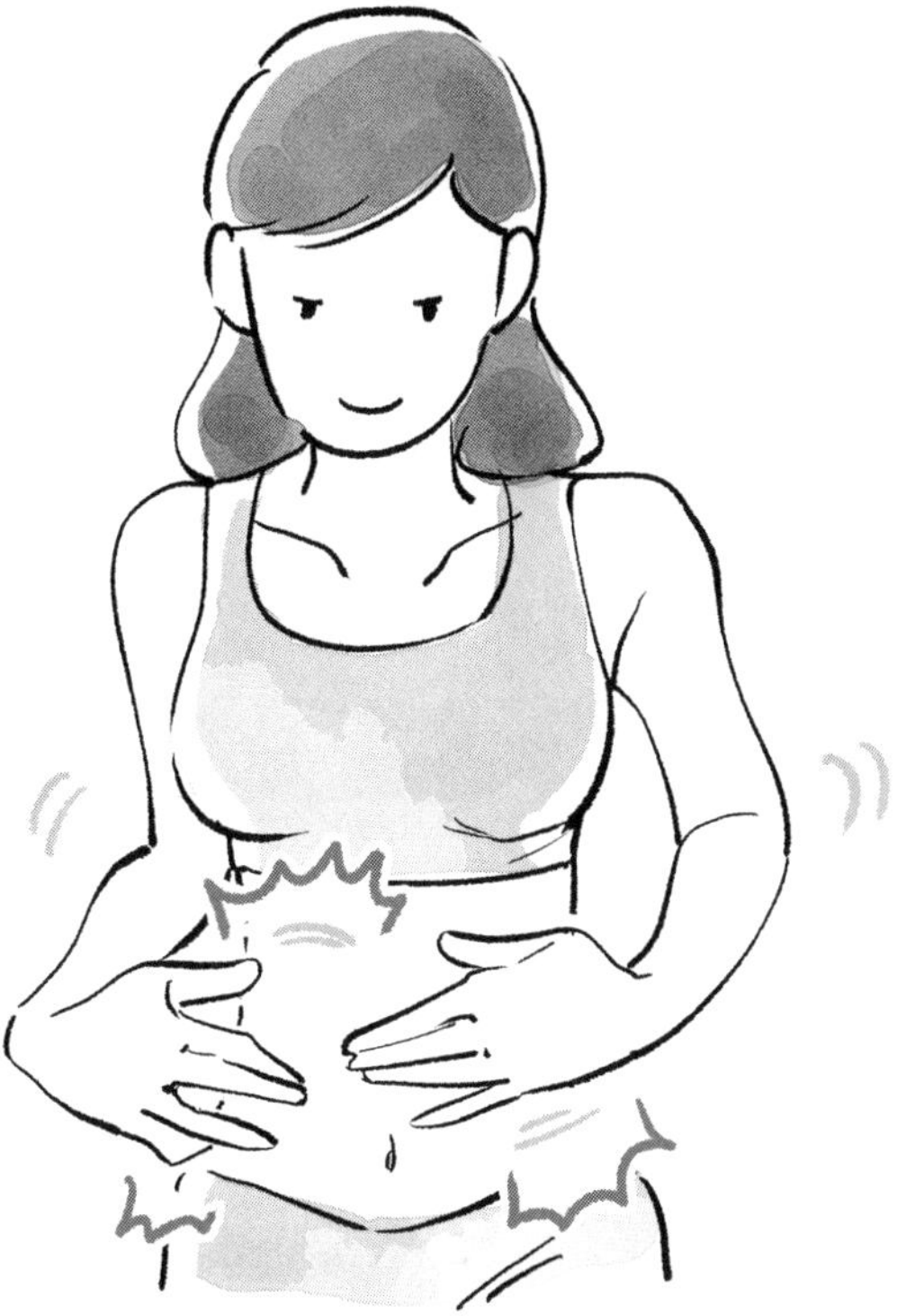

お腹を引っぱたく

朝起きて、シャワーを浴びるタイミングなどがあれば、赤くなるまでパチパチ叩きます。

ダイエットにはつきもの「食欲コントロール」

「食べたつもり」になって
脳を騙すのは意外にカンタン！

「もぐもぐ……」と自己暗示

食欲を抑え、コントロールしたいときは、食べ物を口に入れないで「もぐもぐ、もぐもぐ……」と声に出しながら噛むように口を動かしてください。実は、たったこれだけで脳は騙され、「食べたつもり」になり、食欲を抑えることができるのです。少なくとも暴飲暴食は避けられるはずです。口さみしいなら、ガムを噛むのもよいですね。

ほかには、食事前に軽く運動をすると、しばらく食欲を抑えることができます。

コラム13

「ストレスによる過食」にオススメの便利グッズがこちら!

171ページでEMSというグッズを紹介しましたが、ダイエットにも、つらい思いをせずに気軽に頼れるオススメグッズがあります。

それは「鍼《はり》シール」（置き鍼）です。ドラッグストアなどで、「鍼シール」「置き鍼」に類する商品が販売されているので、これをダイエットに使うのです。

つまり、**セルフで行う「耳鍼療法」**です。耳鍼は、耳のツボを鍼で刺激して過食につながるイライラを抑える治療法です。

これを耳の穴の奥下のところに貼ります。貼りっぱなしにせず、たまに位置を変えるとよいでしょう。

7章

頭のいい人は「病気になる前に自分で治す」

病気になるときには、その前に前兆のような「つまずき」があるものです。

「つまずき」は何らかの症状となってあらわれます。その症状を放置していると、次々と病気を起こす悪循環にハマるおそれもあります。

ですから、「つまずき」の段階で、症状に適切に対処していくことが肝心です。まさに転ばぬ先の杖《つえ》です。

この章では、本格的な病気になる前にやっておきたいセルフケアをお伝えしていきましょう。

乾燥や体調不良時の「のどの痛み」

つばを飲み込んで、のどの痛みを確認してから

照海《しょうかい》

のどの痛みを感じたら、照海《しょうかい》というツボを押してみましょう。

最初につばを飲んで、のどの痛みを確認しておいた上で照海を押します。私も施術中によく行っています。

なお、普段からのケアとしては、加湿器で加湿するのをおすすめします。ホテルなどで空気が乾燥していて、寝ている間の乾燥が不安というときは、Tシャツを頭からかぶった状態で寝るとよいでしょう。暗くなって眠りやすくもなります。

また、121ページでお話ししたのどを揺するケアも効果的です。

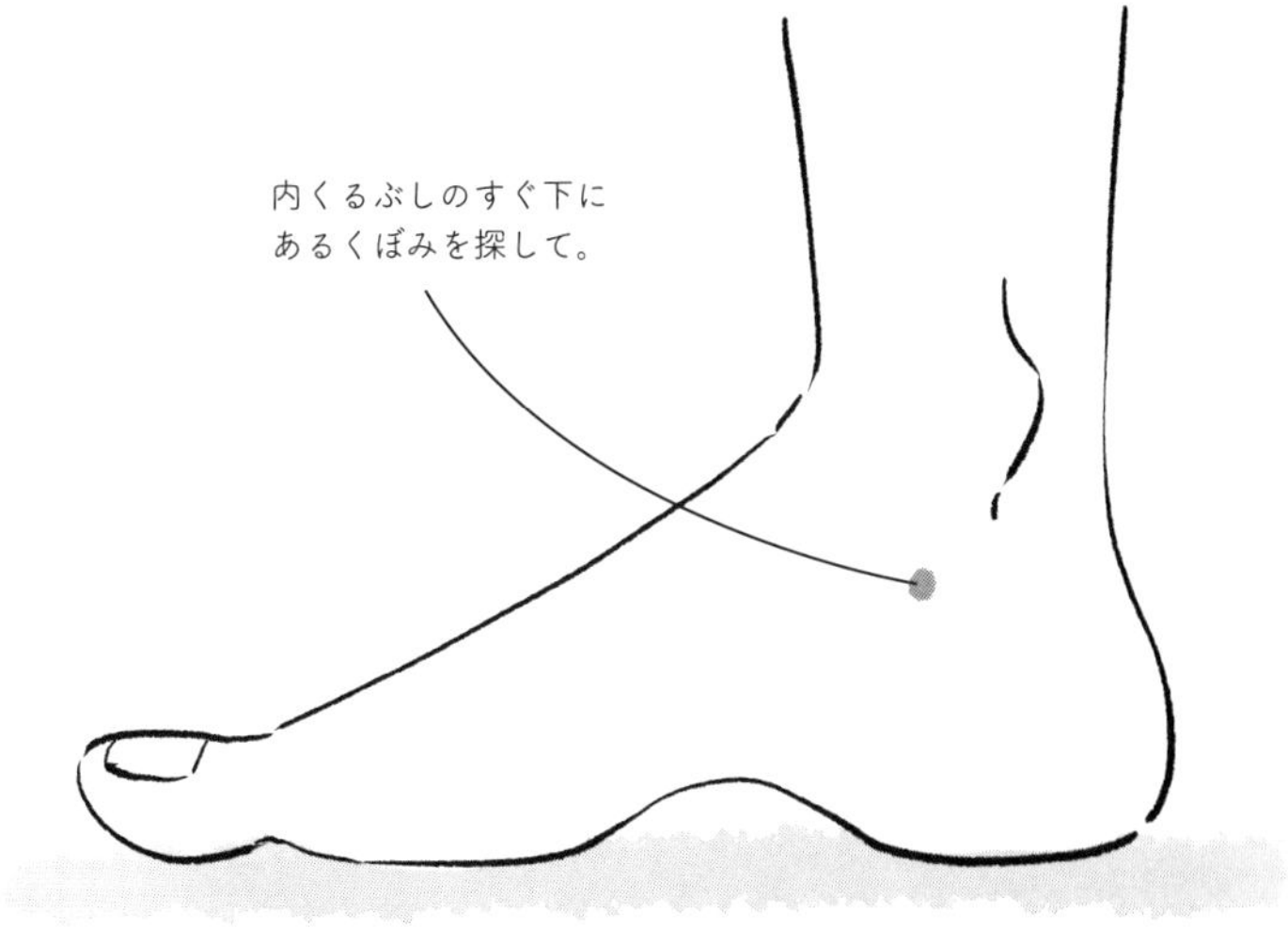

照　海

下から皮膚を突っ張らせるように押し上げてから、骨に当たるように下に押し込むイメージです。再びつばを飲んでみましょう。痛みが取れたら、さらにツンツンと突いてください。

季節の変わり目の「風邪の引きはじめ」

ゾクッときたら
早めの対応が肝心

三焦経《さんしょうけい》　胆　経《たんけい》

季節の変わり目に風邪を引きやすくなる理由は、身体が気温の変化についていけず、自律神経のバランスが乱れてしまうからです。くしゃみや鼻水が出る、のどが痛い、体がゾクゾクする……など風邪っぽい症状を感じたら、早めの対応が肝心です。

身体均整法では、風邪を引きそうなときには前腕部分の手の甲側と、膝と足首との間の外側を痛いくらいに叩きます。それぞれ三焦経《さんしょうけい》と胆経《たんけい》という経絡《けいらく》にあたっていて、叩くことで自律神経が刺激され、風邪を予防することができます

自律神経を刺激する

三焦経は前腕部分の手の甲側、胆経は膝と足首との間の外側。それぞれ経絡にあたっています。

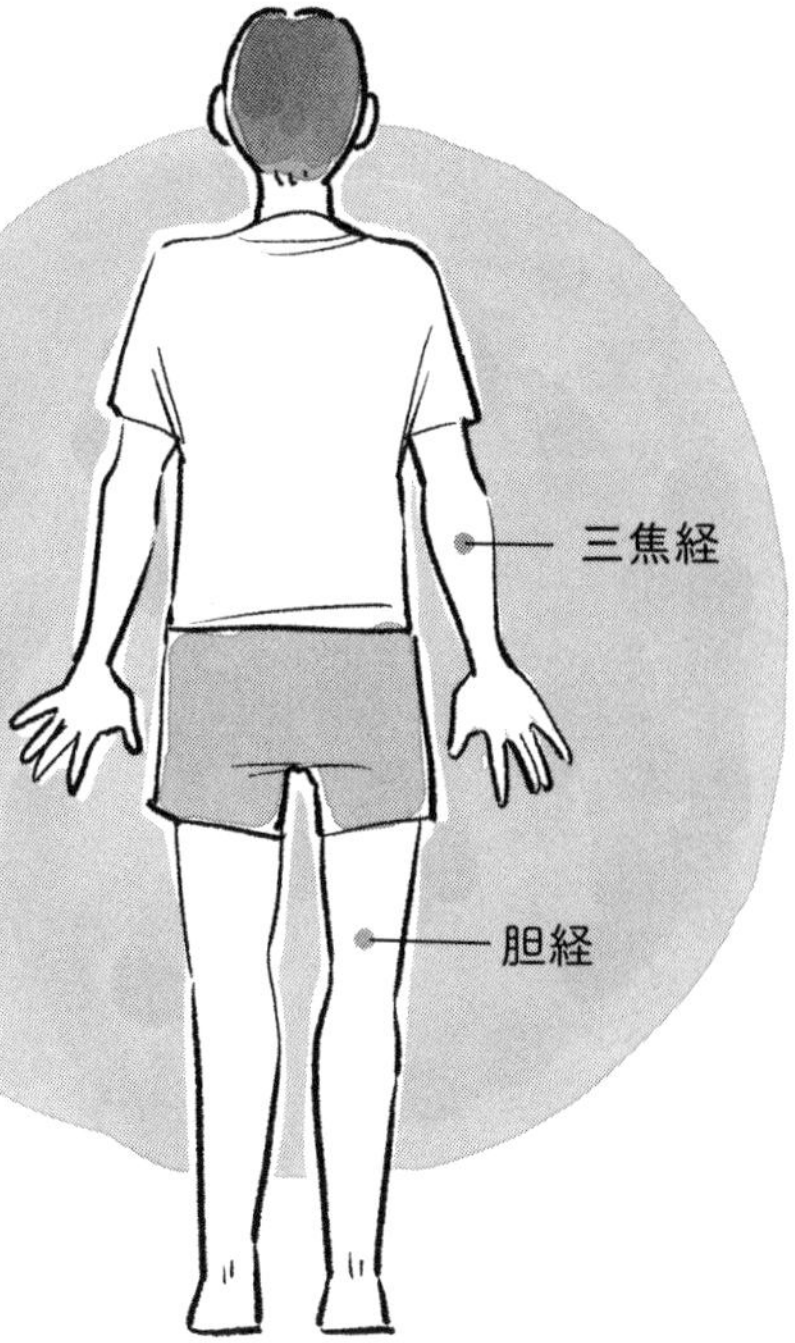

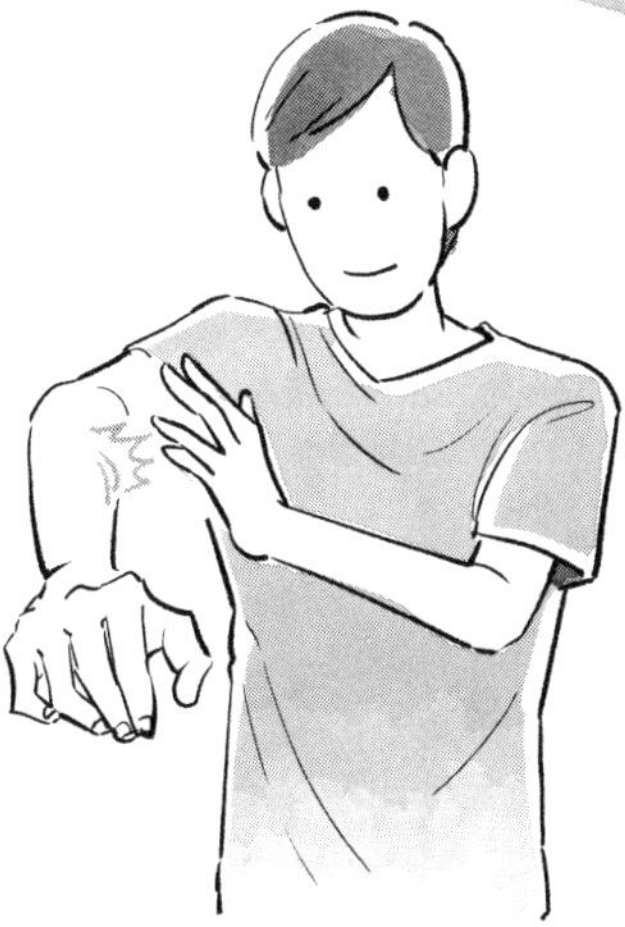

叩くときは、とにかく勢いよく！

細かい位置は気にせず、適当でOK。

コラム 14

風邪の引きはじめにいい食べものと葛根湯の話

風邪の引きはじめには担々麺など**辛くて温かいもの**がいいですね。漢方的には、肺が傷つくと体は辛いものを欲するとされており、実際に辛いものを食べると鼻水も出て、呼吸がラクになります。もっとも、これは食欲があって、まだ比較的体力がある段階の話です。完全に風邪を引いてしまったら、無理をして辛いものを食べようとはせず、ゆっくり休むことが大事です。

葛根湯《かっこんとう》などの風邪薬を飲むのもよいですが、ずっと飲み続けるのはダメです。**葛根湯を飲むと体力を消耗するので、体力が落ちてから飲むのは、逆効果です。**

年齢と共に気になる「血糖値」

食べた後、
絶対くつろがない！

食後のウォーキング　右耳の刺激

食事をすると、食べ物に含まれている糖質が消化酵素によってブドウ糖に分解されて血液に入ります。血液中にあるブドウ糖の濃度を表すのが血糖値です。

食後に血糖値が上がると、すい臓からインスリンが分泌され、その働きによってブドウ糖は筋肉などに送り込まれ、血糖値は正常に戻ります。

しかし、インスリンの分泌量が不十分であったり、うまく働かなくなったりすると高血糖の状態が続き、尿にも糖が出るようになります。これが糖尿病です。

これを防ぐには、血糖値が一気に上がるのを避けたいところです。

食後の血糖値の急上昇を抑えたい人は、

食事の30分前に水分を取りましょう。食欲が落ち着き、食べすぎを防げるかもしれません。

食事を始めるときは、まず野菜から食べることを心がけましょう。ご飯から先に食べると血糖値が一気に上がりますが、野菜から食べると血糖値の上昇を抑えることができます。

食後30分くらいすると、高血糖状態になります。このタイミングで運動をすると、糖が消費されて血糖値を下げることができます。ですので、**食事をした後には、わき腹が痛くならない程度に、軽くウォーキングをしましょう。**20～30分程度、歩けば十分です。例えば、外食をするなら、隣駅にあるお店で食事をして、食後、一休みをしてから歩いて自宅まで帰ってくるような習慣をつけるとよいですね。

どうしても運動ができないときは、**食後に右耳を指で刺激してみましょう。**右の迷走神経がすい臓を支配しているので、興奮させるとインスリンを出して血糖値を下げてくれます。

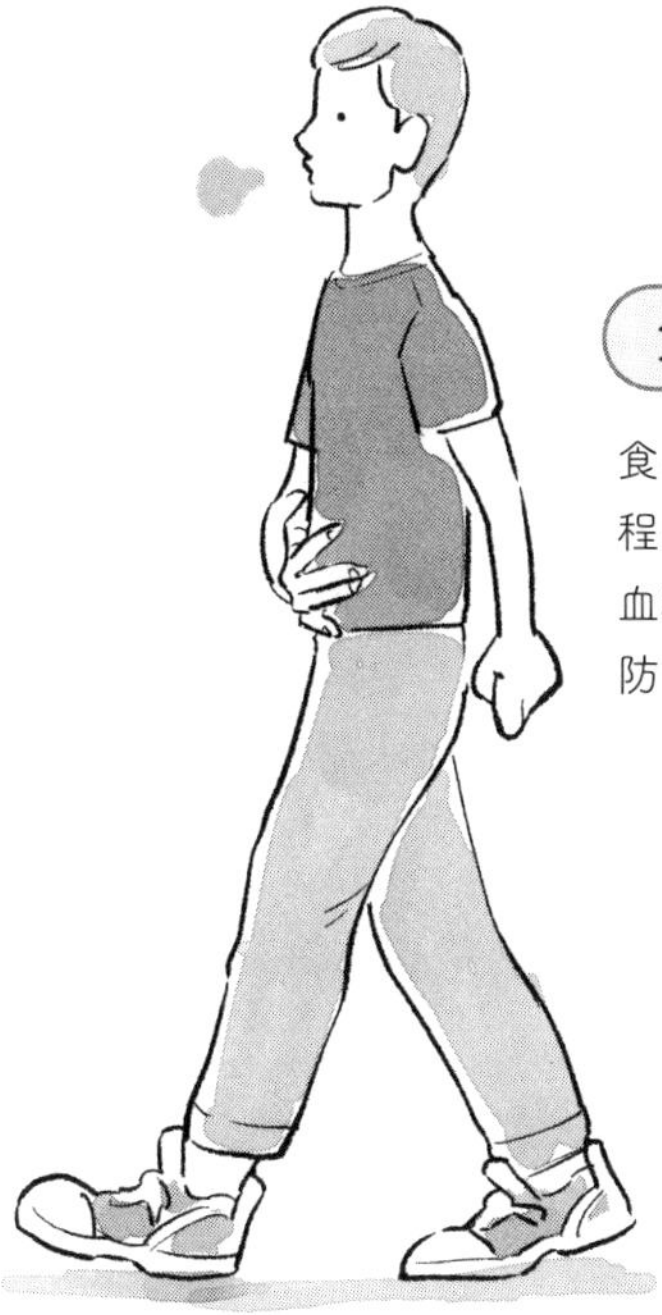

食後のウォーキング

食事をした後に、20〜30分程度のウォーキングをすると、血糖値が一気に上昇するのを防ぐことができます。

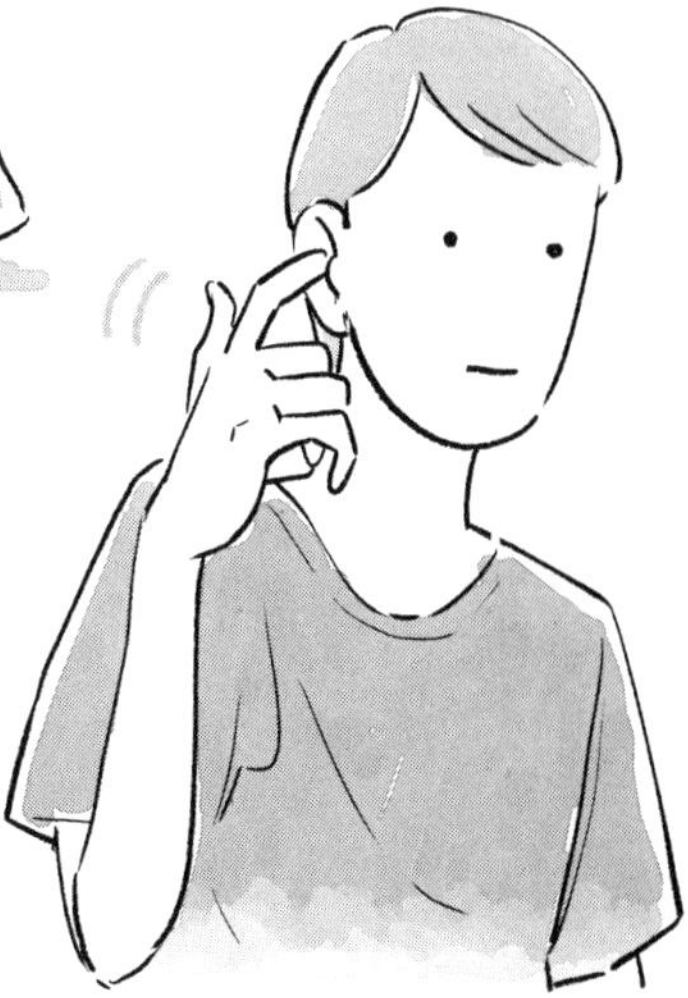

右耳の刺激

食後に右耳を指で刺激してみましょう。迷走神経を興奮させることで、インスリンの分泌が促進されます。

食事とボディケアから対策！「高血圧」

「首の付け根」の盛り上がりをゆるめよう

肩回りのストレッチ

高血圧予防には、普段の食事で塩分を控えめにすることが基本ですが、さて、普段の食事では塩分控えめに加えて意識的に野菜、フルーツ、大豆加工品、ヨーグルト、ナッツなどを口にするようにしましょう。ただし、血糖値が高めの人は、フルーツのとりすぎは禁物です。

私は、これと合わせて**肩まわりのストレッチ**を推奨しています。

特に、**高血圧になると首の付け根が盛り上がってくるので、この部分をしっかりゆるめてあげてください。**

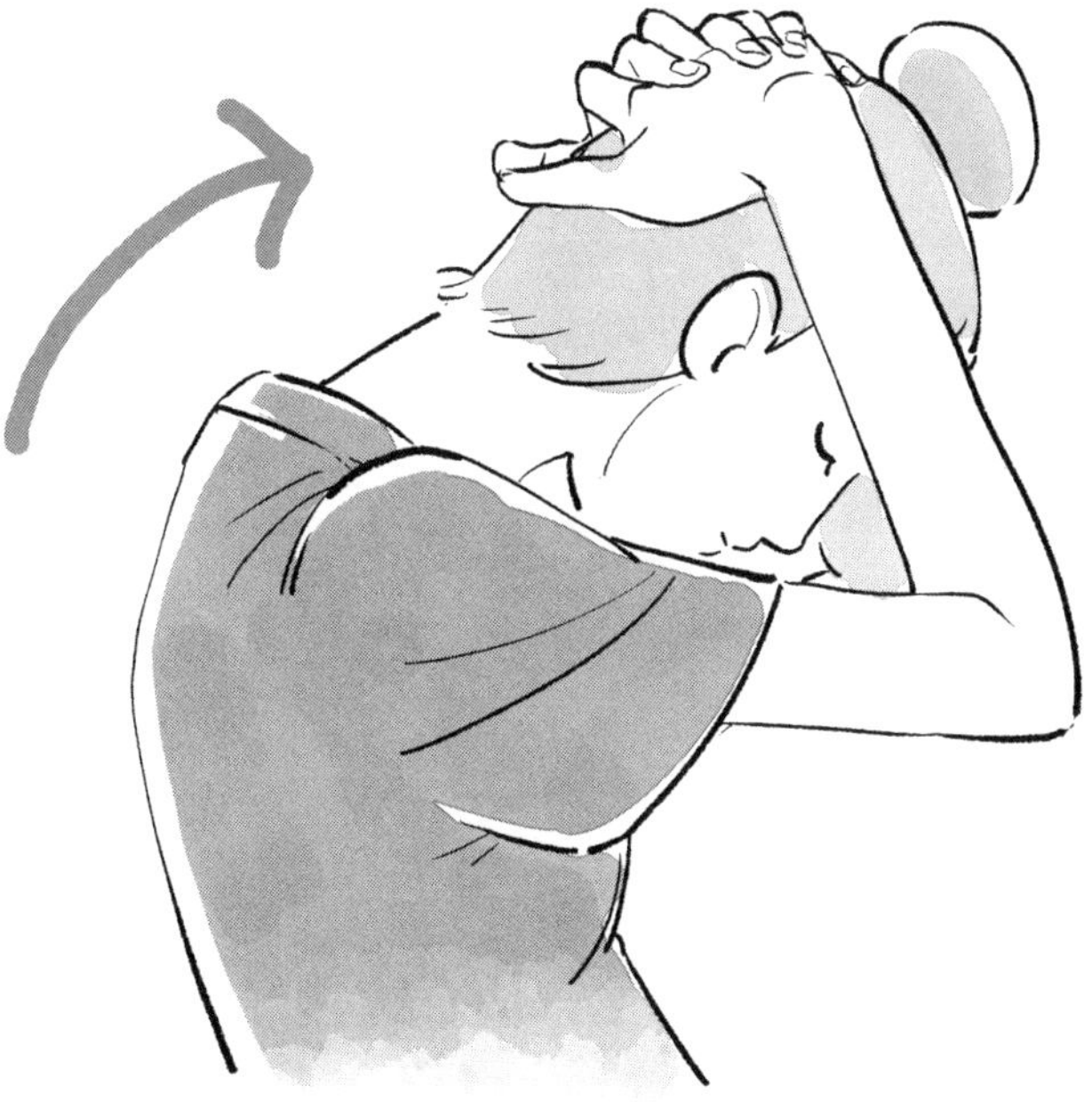

肩回りのストレッチ

頭の後ろで両手を組み、下に引っ張って、首の付け根を伸ばしましょう。首に負担をかけすぎないように気をつけて。

無意識に噛み締める「歯ぎしり」

ほっぺたやこめかみのマッサージで
解消することが多い

僧帽筋《そうぼうきん》マッサージ

歯ぎしりは、噛み合わせがうまくいかなかったり、強いストレスを感じていたりするときに起きます。歯科医と相談してマウスピースなどを装着する方法もありますが、手軽にできるのは、**僧帽筋《そうぼうきん》（首から肩や背中の上部につながっている筋肉）のマッサージ**です。肩の後ろにある筋肉を指でつかみ、揺する感じでマッサージしてください。

「僧帽筋の緊張」と「噛む力」が相関しているという研究もあります。**つまり、肩こりを解消すると、歯ぎしりの改善にもつながるということです。**

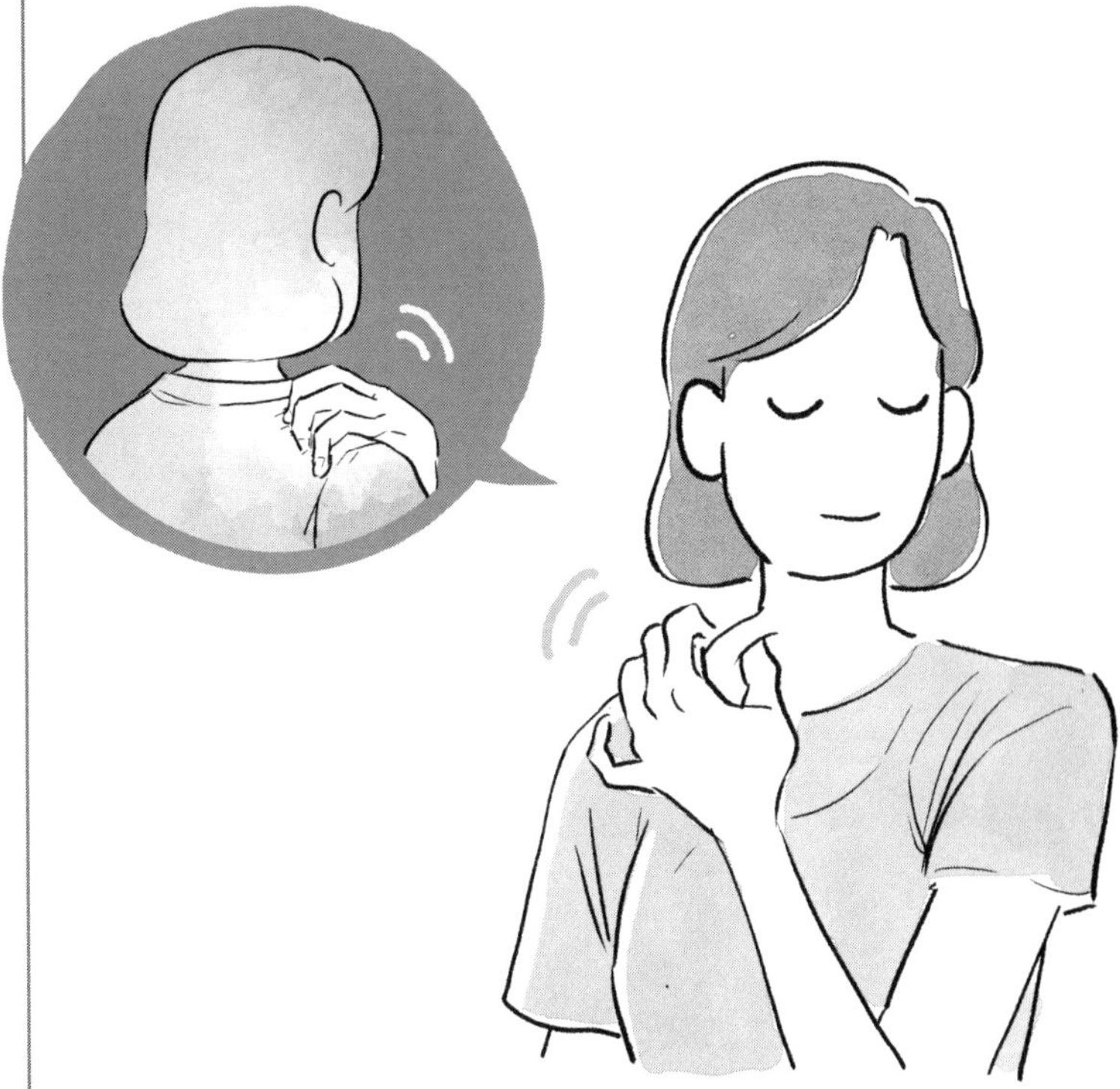

僧帽筋マッサージ

肩の後ろにある僧帽筋（首から肩や背中の上部につながっている筋肉）を指でつかみ、揺する感じでマッサージしてください。

うっかりがなくなる!? 「物忘れ防止」

耳の穴を刺激して、脳を安定させる

耳の穴に指を入れ、くるっと回す

会話中、大事な人の名前が出てこないとき、スーパーで買おうとしていたものが思い出せないときなどは、「耳の穴に指を入れて、くるっと回してから放す」という動作をしてみましょう。

3~4回くらい繰り返すと、不思議なことに、忘れていたことを思い出しやすくなります。

これをすると脳が安定するということを、身体均整法の創始者である亀井進が書き残しています。

東洋医学的に説明すれば、「記憶力の衰え」は「腎《じん》の衰え」にほかなりません。

東洋医学では、耳は腎という機能と密接につながったツボでもあります。

SELF CARE

耳の穴に指を入れ、くるっと回す

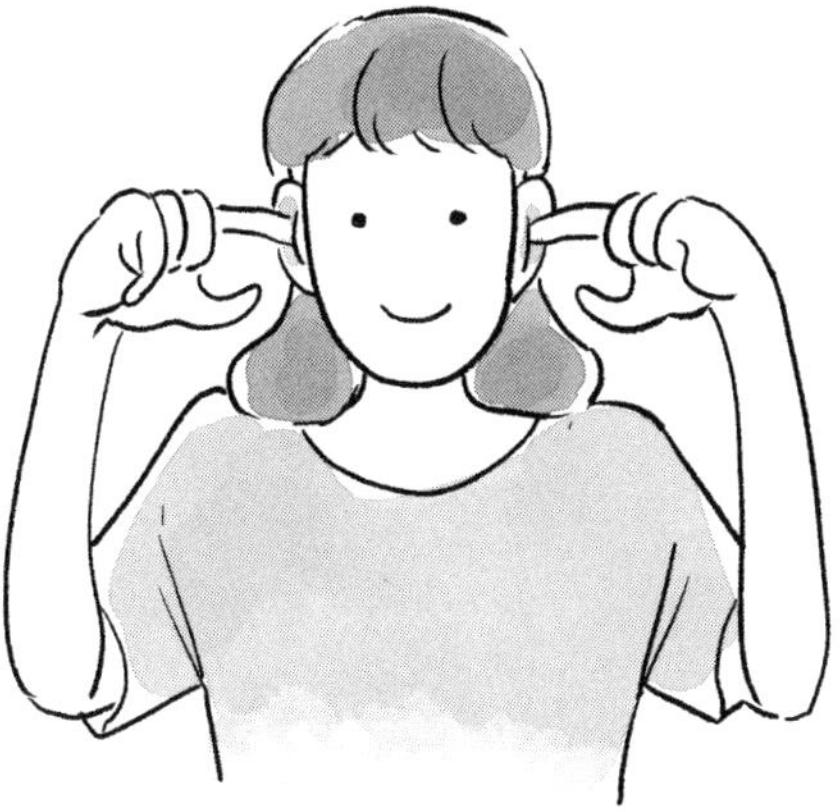

1

耳の穴に人差し指を突っ込みます（片方だけでも、両方でもOK）。

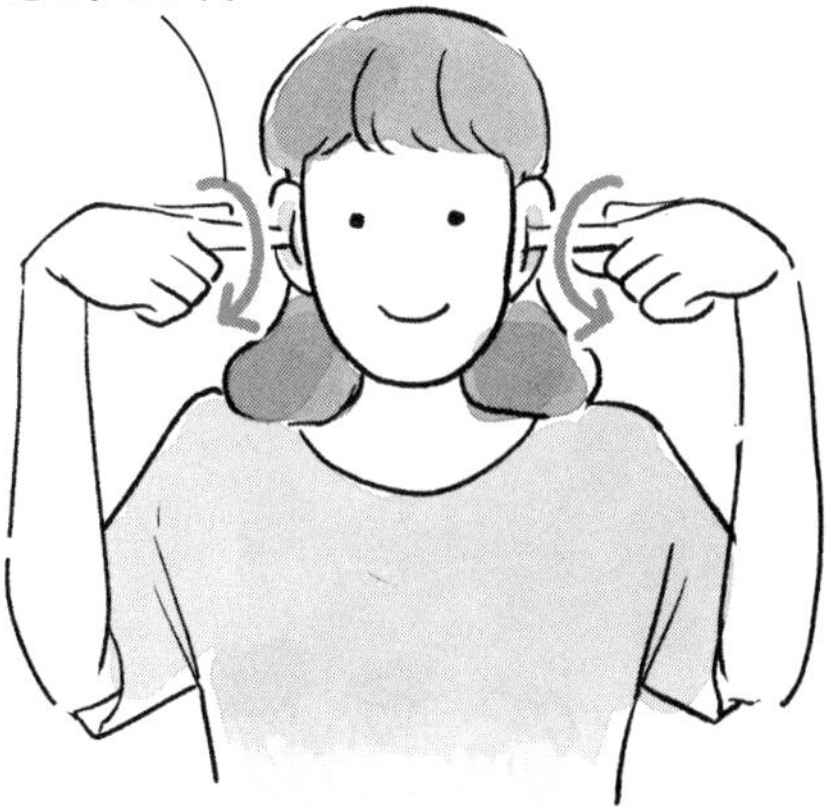

3～4回くらい繰り返しましょう。

2

耳の穴を指で軽くおさえながら、穴の中で指をくるっと回してから、ポンと指を耳の穴から離します。

だから、耳の穴を刺激することで、腎の働きが刺激され、しっかりする。すると、記憶力が上がり、もの忘れをしにくくなるということです。

身体を整えれば、記憶力は必ず向上します。「年のせい」などとあきらめずに、記憶力を保っていきましょう。

コラム 15

夏場ほど冷たいものをオススメできない理由

暑さが厳しい日は、どうしても冷たい飲み物に手が伸びがち……。ですが、お腹の中が急に冷えると、身体は失われた熱を取り戻そうとするので、かえって体力を消耗します。だから、夏場に冷たいものばかりとると、さらに夏バテが悪化するという悪循環に陥るのです。

夏バテしそうなときほど、冷たい飲み物を避けましょう。冷たいものは、せいぜい1日1～2杯までにとどめてください。

私自身は、夏でも常温で飲み物を飲むことを習慣にしています。

内臓に刺激を与えよう「夏場の食欲不振」

遊びながら自然に
「腹式呼吸」につなげる

ぶら下がり健康器

暑い日が続く夏場は、どうしても食欲が落ちてしまいがち。

そんな人は、ぶら下がり健康器（懸《けん》垂《すい》器具）にぶらさがってみましょう。家に器具がなければ、公園にある鉄棒にぶら下がるのでもOKです。

鉄棒にぶら下がると、肋骨《ろっこつ》が動かされます。このとき**腹式呼吸**ができるようになり、**呼吸がラクになる**と同時に、肝臓や胃などの内臓に刺激を与えることができます。**内臓のマッサージ効果**によって、食欲が戻ってくることがあるのです。しっかり食事をしたら、十分な睡眠時間をとることも忘れないようにしてください。

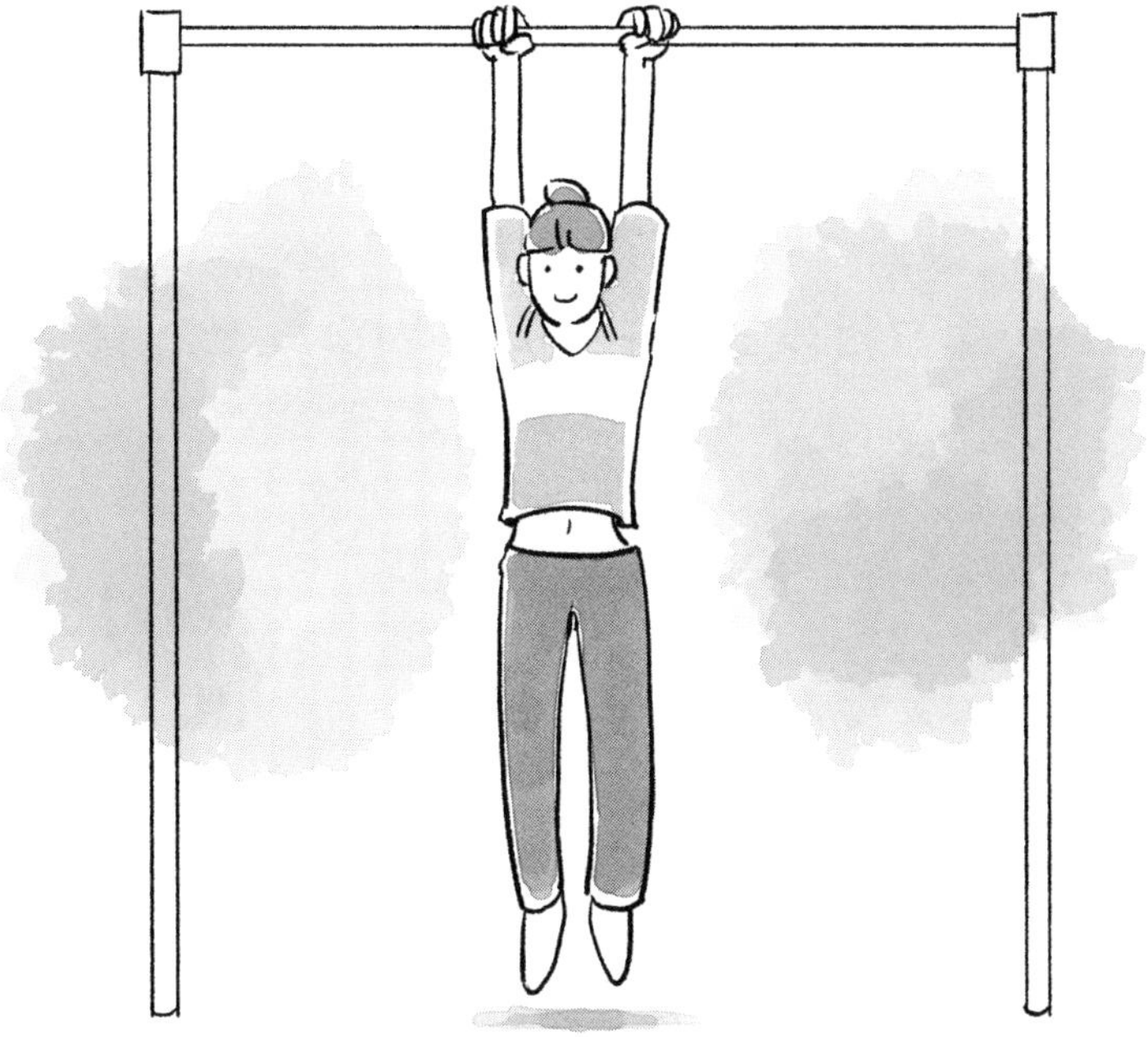

ぶら下がり健康器

鉄棒などにぶら下がると、肋骨が動かされ、肝臓や胃などの内臓に、適度な刺激とマッサージ効果を与えることができます。

指や手首の関節に痛みが生じる「腱鞘炎《けんしょうえん》」

手や指の使いすぎが原因なので普段から予防を

指引っ張り

手首の腱《けん》は、腱鞘《けんしょう》という二重のさやで包まれています。この腱鞘の炎症を腱鞘炎といいます。細菌感染などで起きることもありますが、比較的多いのは、腱の使いすぎによって起きる腱鞘炎。ピアニストやプログラマーなどの職業病として知られていますが、家事や育児による負担が原因になることもありますし、長時間のパソコン、スマホ操作でもなり得ます。

腱鞘炎予防の1つは、指引っ張り。やり方は「手首の痛み」のセルフケア（78ページ）と同様です。

痛みがつらいときは、やはり78

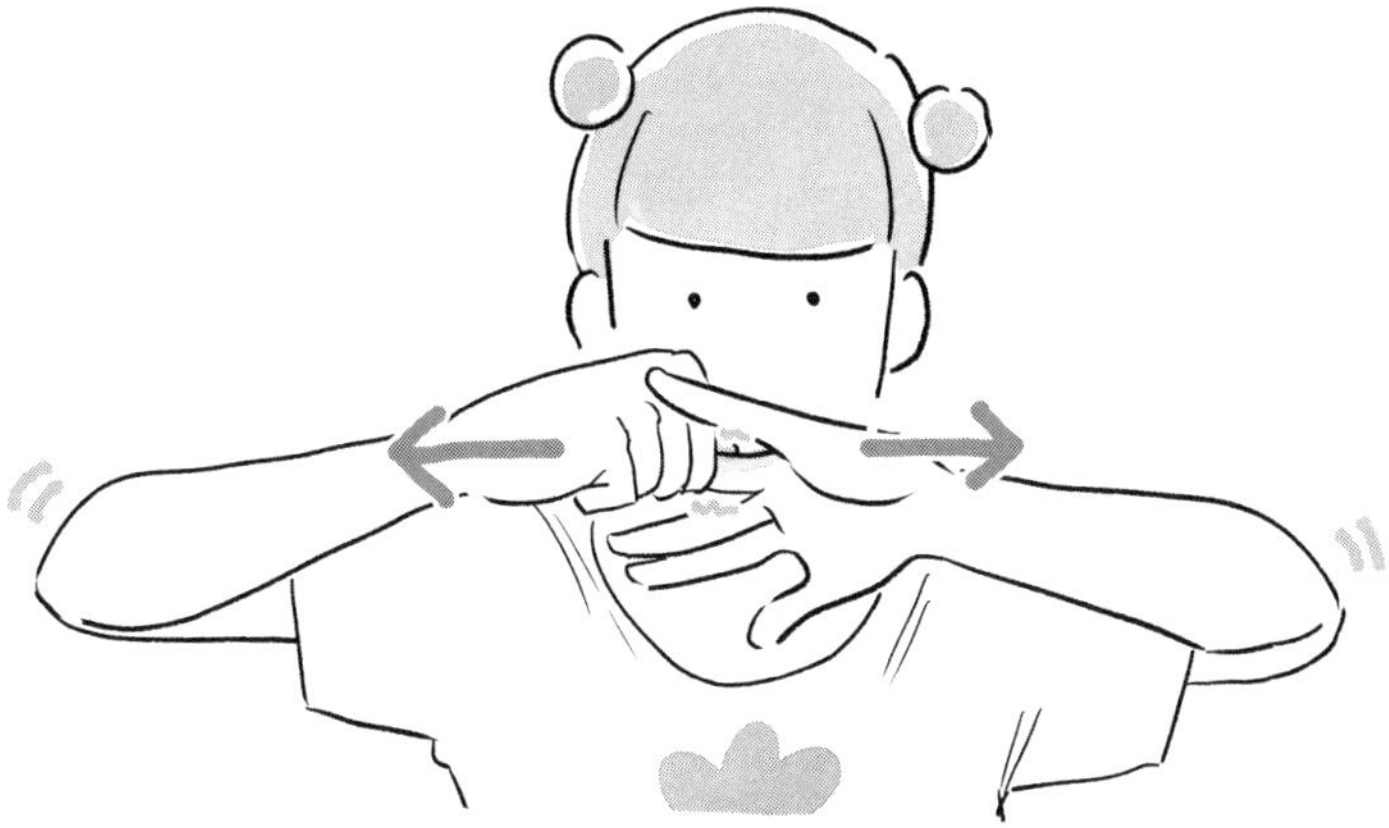

普段からの予防が大事

指や手の使いすぎが主な原因。パソコンやスマホ操作に夢中になっても、たとえば1時間に1度は「指引っ張り」や「手首のストレッチ」の時間を取るなどして、上手に休めましょう。

ページの「手首のセルフケア」の、肘を曲げ伸ばしする「肘の運動」を、2分以上繰り返してあげましょう。この「繰り返し」がポイントで、これによりポンプのような作用で痛み物質、疲労物質が押し流され、少しラクになります。

なお、腱鞘炎の原因の多くは手の使いすぎなので、手を休ませることは重要ですが、完全に動かさないとかえって関節が固くなってしまいます。痛みが出ない範囲で手を動かすことも重要です。

コラム 16

セルフケアのこと、もっと知りたくなったら

本書をお読みになって、もしかすると、私の手技の表現が独特だと思われたかもしれません。たとえば、みがく／弾く／手繰り寄せる／滑らせる／滑り抜く／絞る……などなど。もちろんこれらは全部、私が普段、プロの施術家たちに教えているときに使っている言葉。だから私にとっては身体感覚に合っていてものすごく自然なのですが、施術家ではない人にとっては、あまり人体に対して使わない言葉みたいですね（苦笑）。もし、私たちの手技やセルフケアについてもっと知りたくなった方がいたら、YouTubeの身体均整法学園公式チャンネルにぜひ遊びに来てください。本書のユニークな表現にもご納得いただけると思います。

8章

セルフケアで「しんどい心にさようなら！」

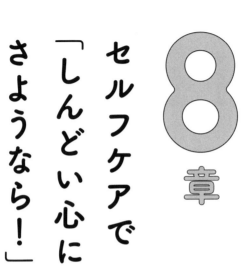

心にストレスがたまると自律神経が興奮し、それが臓器の動きを悪化させ、さまざまな病気につながります。つまり、メンタルの問題は自律神経の不調を通じて、体にも影響を及ぼすということです。

身体均整法では、「心の健康」や「体の健康」だけではなく、自律神経に注目し、体と心を橋渡ししながら施術を行うというスタンスを取っています。私自身も、お客様の症状を見て、自律神経を整えることで、心もラクにできればと考えながら施術を行っています。

この章では、メンタルに関わるセルフケアについてお話ししていきます。

ホッと一息つきたいときに「ストレス」

「副交感神経を優位にする」と、驚くほどラクになる

仙骨温め

手軽なストレス解消法の1つは**「仙骨を温める」**です。

仙骨は骨盤の真ん中あたりにあり、背骨の一番下とつながっている三角形の骨。うつ伏せになって、この部分にカイロを置いて温めましょう。

ストレスは交感神経が刺激されている状態ですが、仙骨を温めると副交感神経が優位になり、リラックスできてストレスが緩和されます。ちなみに、耳かきも副交感神経を刺激する方法の1つです。耳かきをするとリラックスして眠くなったりするのも、ちゃんとした理由があったのですね。

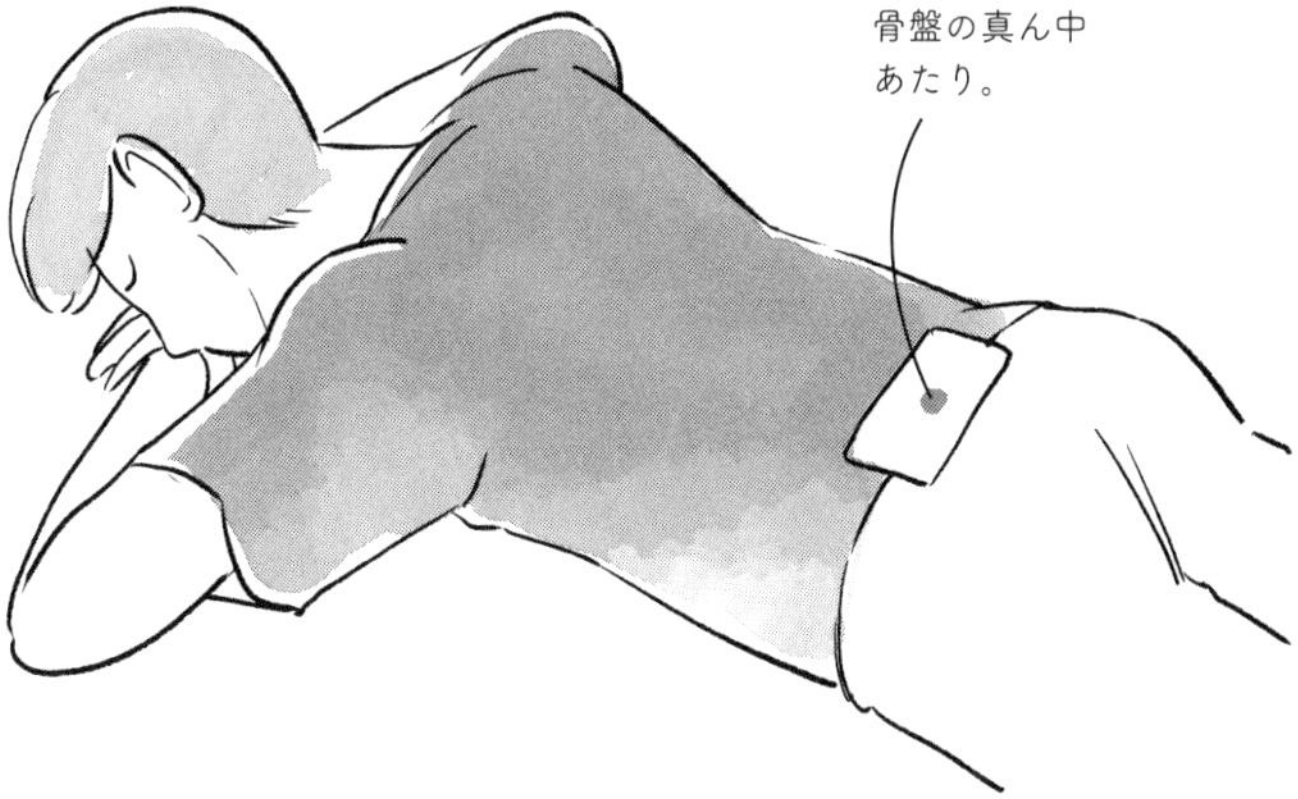

仙骨を温める

うつ伏せになって、仙骨の部分に
カイロを置いて温めましょう。

目が冴えて眠れない！「不眠症」

息を吸いやすくなると、スーッと入眠しやすくなる

鼻の横の皮膚をタテにさする

不眠症に悩んでいる人は、128ページでお話しした「まぶたを手のひらで押さえて圧を加える」を試してみましょう。「アシュネル反射」により、副交感神経が優位になり、眠りやすくなります。

そして、もう1つユニークな方法。**鼻の横の皮膚を指で押さえて、それぞれタテにずらすように動かします。**どちらかずらしやすいほうがあるので、ずらしやすいほうで止めます。閉じている鼻の穴を開いてあげるイメージで行いましょう。これにより、鼻の穴の大きさが変わり、鼻から息が吸いやすくなります。結果的に安眠できるというわけです。私も、施術中によく使うテクニックです。

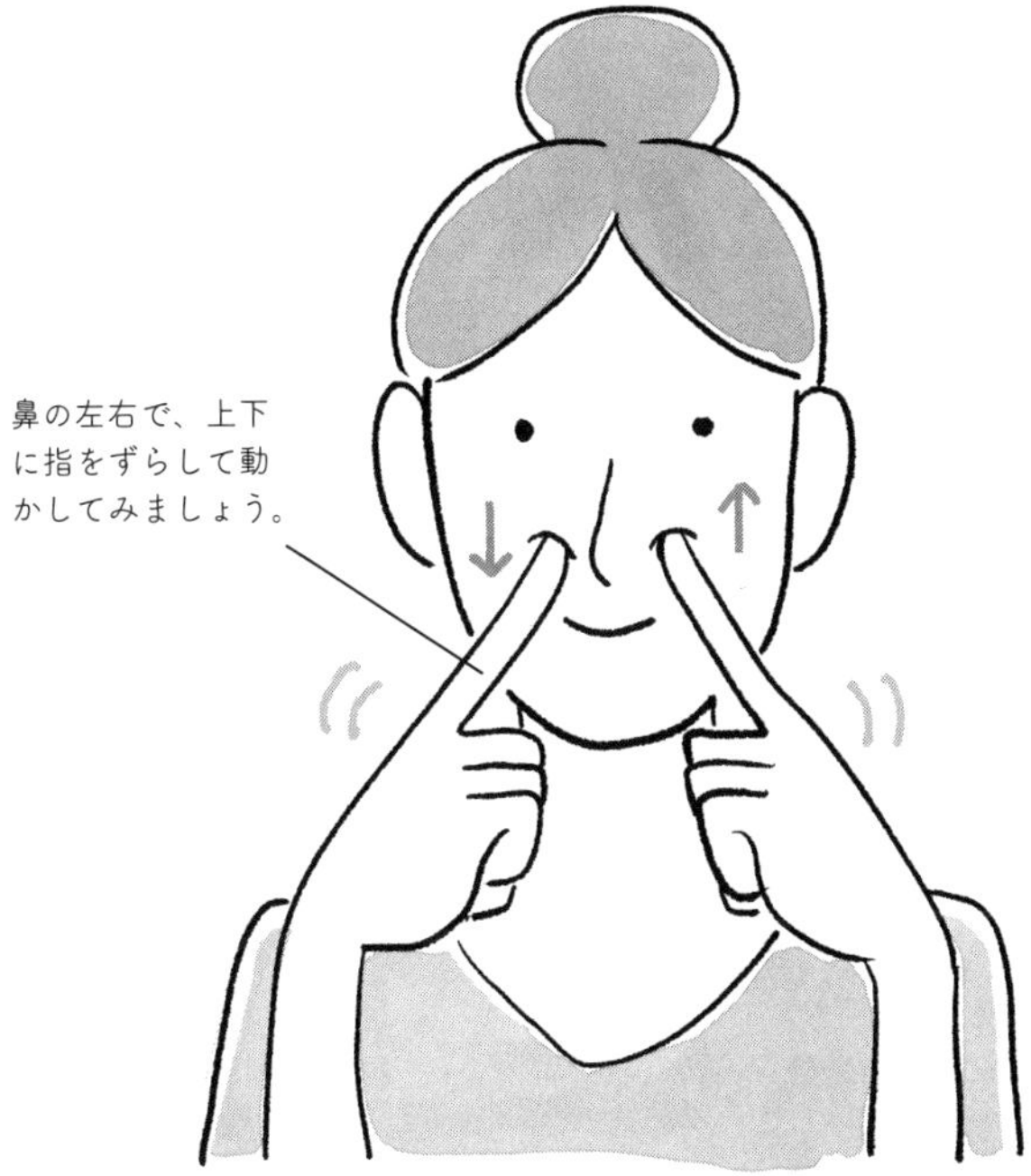
鼻の左右で、上下
に指をずらして動
かしてみましょう。

鼻の横の皮膚をタテにさする

鼻の横の皮膚を指で押さえて、それぞれタテにずらすように動かします。

繊細さんゆえの悩み「心のざわつき、不安感」

片っ端から爆破して、気分スッキリ♪

頭の中で爆破するイメージトレーニング

仕事で失敗して「これからどうなってしまうんだろう」と不安になる。大切な人と衝突して「あの人とうまくやっていけるんだろうか」と悩む……。

心がざわつき、不安に感じたときは、思いついた不安や悩みの種を、心の中で爆破してしまいましょう。

気持ちがとてもスッキリします。

慣れてくると「頭の中で爆破すれば大丈夫」と思えるようになり、ちょっとした失敗やいざこざにも動じなくなります。人でもモノでもどんどん爆破していきましょう、

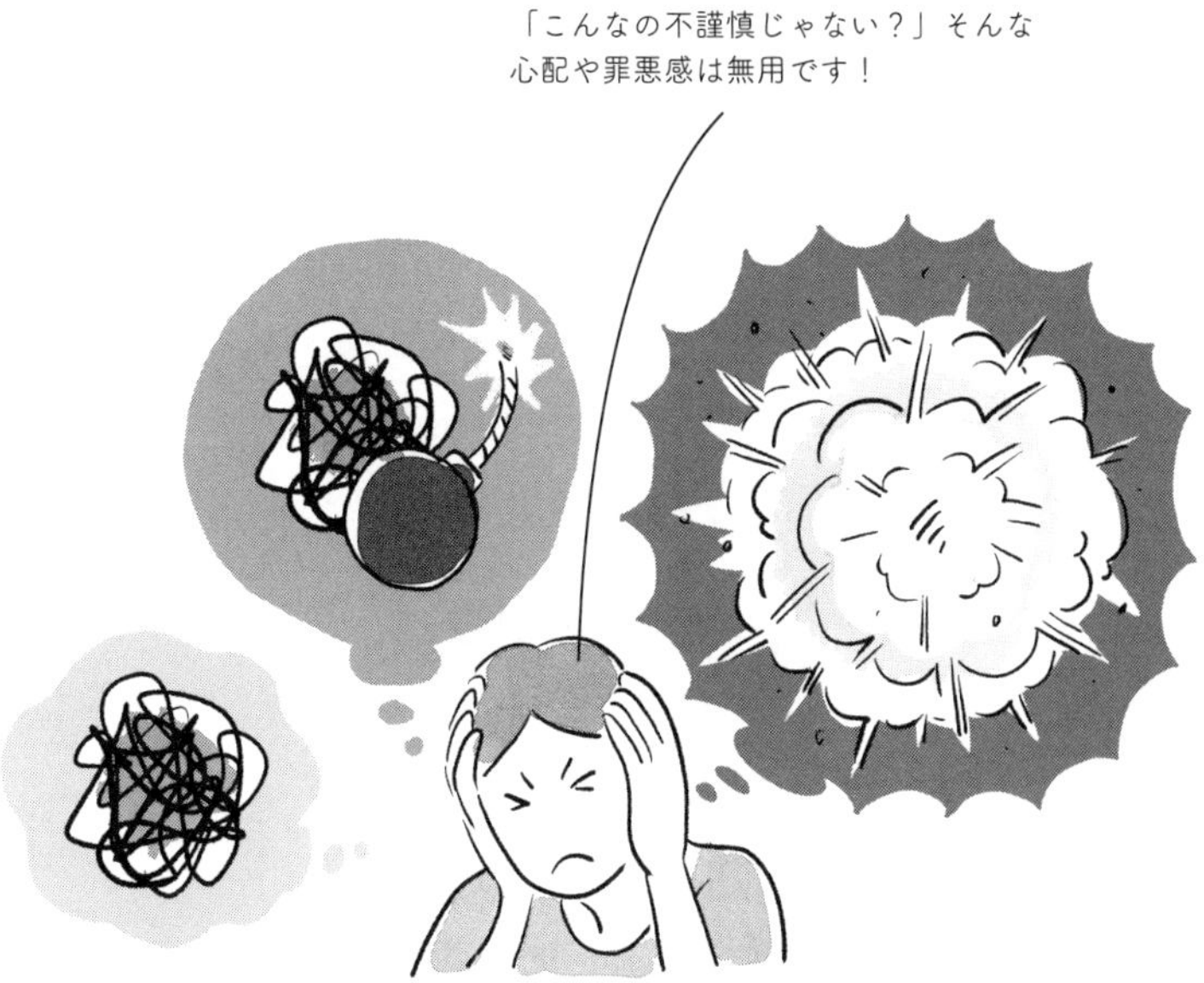
「こんなの不謹慎じゃない？」そんな
心配や罪悪感は無用です！

「不安の種」を頭の中で爆破する

アクション映画などで「ドッカーン！」と大爆破のシーンが出てくることがありますね。ああいったイメージで、思いついたものを脳内で片っ端から爆破していきましょう。

怒りに支配されるな！「イライラして落ち着かない」

「副腎の興奮」をいかに物理的に抑えるか

お腹ほぐし

「腹が立つ」という慣用句を、私は「副腎の興奮によって、お腹に張りが出ている状態を表現している」と解釈しています。**腹が立って落ち着かないときには、お腹を押してほぐしてあげると交感神経が抑制されて、イライラがおさまります。**

ほかには、呼吸を止める方法も有効。まずは息を思い切り吸って、拳を握って肩甲骨を寄せるようにして全身にギュッと力を入れます。ガマンできなくなったら脱力して息を吐きます。交感神経を一気に下げることができ、落ち着きを取り戻せます。

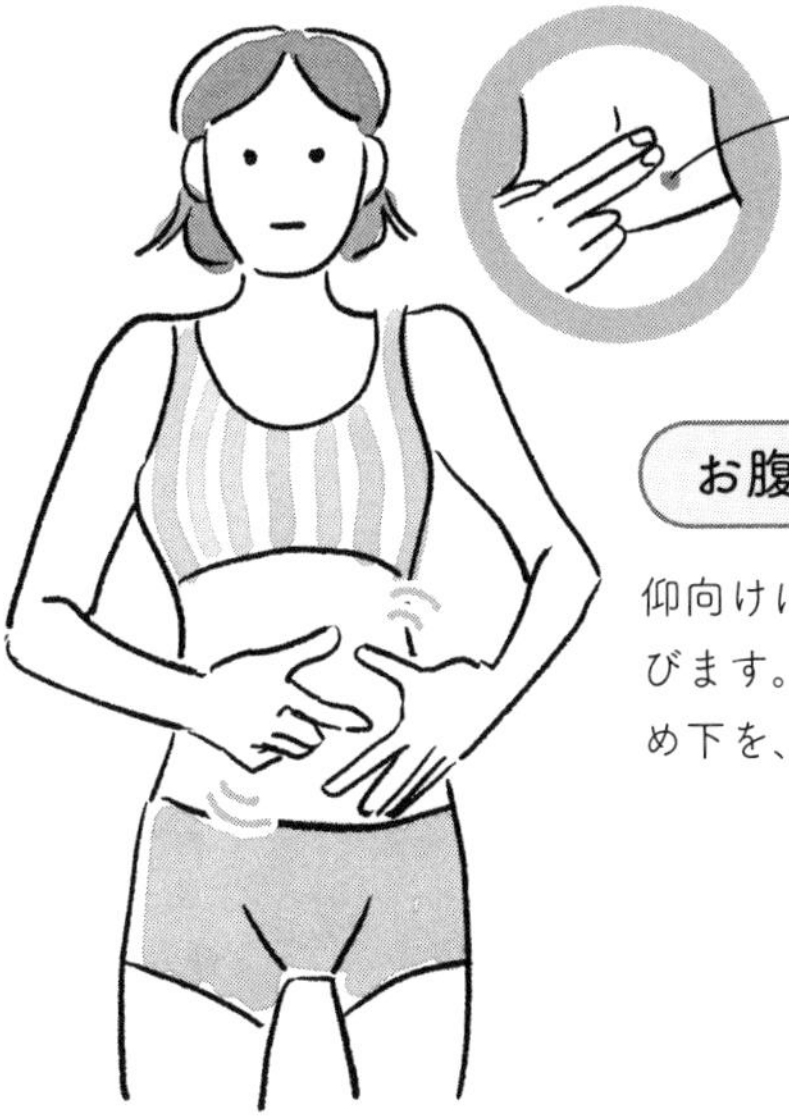
おへそから指2本
分くらいのが目安。

お腹ほぐし

仰向けになって、足を伸ばして寝転びます。その状態から、おへその斜め下を、3呼吸分くらいおさえます。

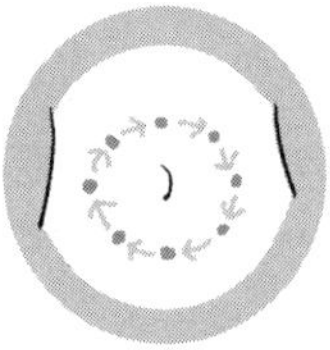

おへその周りを、時計まわりにおさえていきます（斜め下→真横→斜め上→真上→反対側の斜め上→反対側の真横……）。

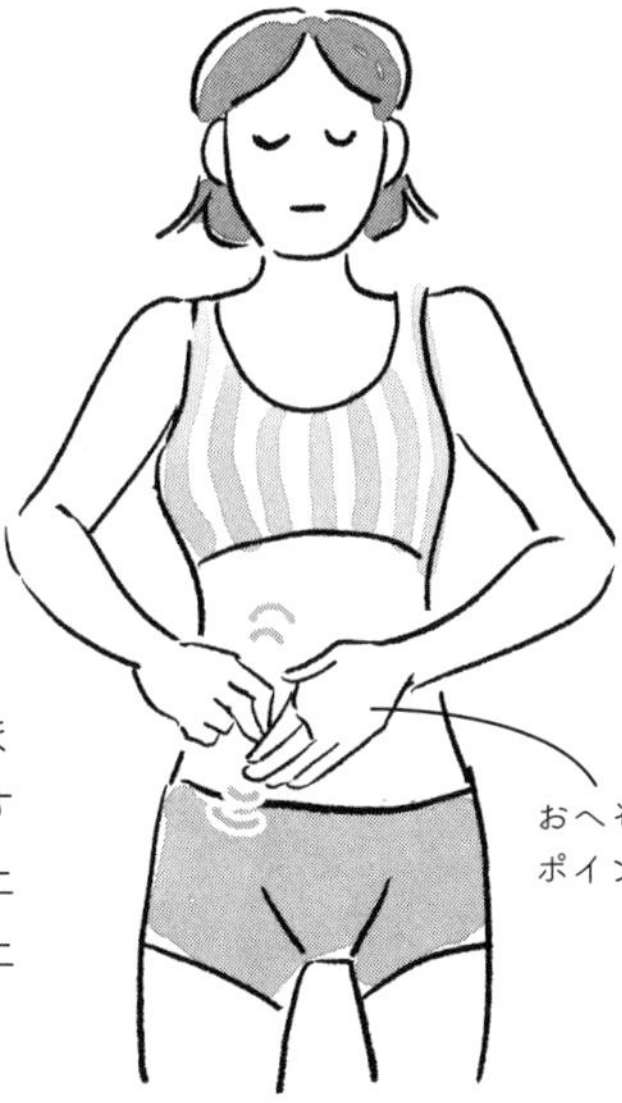
おへそ周りが
ポイント！

コラム 17

整える順番は「身体↓メンタル」もアリ
――悪夢中枢の話

悪夢に悩んでいる人は、腰椎の一番上を整えることをオススメします。実は、腰椎の一番上は「悪夢中枢」ともいわれていて、これを整えると眠りも深くなり、悪夢を見なくなります。

まず仰向けになって足を肩幅に開きます。手の平が上に向くようにして手を横に開いて伸ばすと同時に、両足のかかとを突っ張るようにして足を伸ばします。両手と両足が伸びきったら、深く息を吸いこみ、しばらく耐えてから一瞬で脱力。

前項で、お腹ほぐしで怒りをしずめる方法をご紹介しましたが、これも「身体の状態」を整えることで「メンタルの状態」を整える方法です。

何となく気が散って「集中できない、やる気が出ない」

自己暗示は、
案外あなどれない

「カウントダウン」で自己暗示

仕事の締め切りが迫っているのに集中できない、やる気が出ない……。
そんなときは、スイッチを入れる儀式を行いましょう。

「10からカウントダウンをして、ゼロになったら仕事に集中する！」

こんな具合に、事前に自分で自分に対して宣言をしておきます。

そして、実際に10から9、8、7……とカウントダウンしていき、ゼロになったら「パーン」と手を叩きます。この一連の儀式が集中モードに入るためのスイッチとなり、目の前の仕事に集中できるようになります。

悲しみの底にいるような「うつうつ気分」

「無理に元気を出そうとしない」が正解！

暗く悲しい音楽を聴く

うつうつとした気分を無理に転換しようとすると、焦りが生じてさらに落ち込むという悪循環に陥ります。

うつうつした気分を感じたら、あえて自分がうつうつしていることを自覚して、甘いナルシシズムに浸りきりましょう。

例えば、暗い小説を書く文豪になったような気持ちで過ごしてみます。そうしているうちに、いつの間にか、うつうつ気分を抜け出せていたりするのです。

ベートーヴェンの『悲愴《ひそう》』のような、暗く悲しい曲を聴くのもよいですね。あえて悲しい曲を聴いていると、気持ち良さや心地よさすら感じてくるはずです。

コラム 18

悲しいときに暗い音楽を聴くのは、なぜ心地良い？

前ページでも触れましたが、実は、人間の心や身体は、あまのじゃくなところがあります。

たとえば、緊張している筋肉をさらに緊張させると、逆にゆるんで戻ってくることがあります。イソップ童話の『北風と太陽』のように、**力ずくで向きを変えようとするのは逆効果ということ。それよりも、身体が行こうとしている方向に背中を押してあげたほうが、状況を転換しやすい**というわけです。

そんな人体や人間心理の原理を利用しながら、上手に身体とメンタルの不調を乗り越えていきましょう。

9章

身体の力を取り戻すために、毎日するといいこと

健康は毎日の習慣によってつくられます。ここで私自身の習慣を中心に、毎日やっておきたいことについて簡単にお話ししましょう。

とはいえ、くれぐれも無理は禁物です！

そっくりそのまま真似しなくてもよいので、試してみたいものがあれば、ぜひ生活の中に取り入れてみてください。

私のモーニングルーティーン

まず、朝、起床したらベッドの上で腹筋運動を行います。1日おきに100回と200回をこなしています。私が日によって回数を変えるのは、疲れて筋肉痛が残らないようにするため。あくまでも軽く筋肉を動かすイメージで取り組むのがポイントです。また、就寝中には汗をかくので、**寝起きには必ず水分をとること**を心がけています。

そしてもう1つ、朝におすすめなのが**呼吸法**です。最初に太陽に背を向けて、息を大きく吐きます。次に、太陽に向き合って息を吸います。太陽光を浴びると「幸せホルモン」と呼ばれるセロトニンが分泌され、精神の安定や意欲の向上を図ることができます。

セロトニンは睡眠ホルモンであるメラトニンを生成することでも知られていま

す。メラトニンは概日リズム（サーカディアンリズム）を調整する役割を担っているので、睡眠の質を高める効果も期待できます。

呼吸法と関連して、**朝から声を出すことは意外に重要**です。声を出すと頭もよく働きます。身体均整法の創始者である亀井進は、「宗教家が元気なのは、信仰のせいだけでなく、朝から大きな声でお経を上げているからだ」といったことを語っています。朝から般若心経などを唱えるのもよいですし、ラジオ配信や朗読を行うのもおすすめです。

日中こそ「こまめなストレッチ」を

日中は、**気づいたときにこまめなストレッチ**を行います。

よくやっているのは、脇腹を伸ばすストレッチです。特に私は左の脇腹が縮みがちなので、意識的に多めに伸ばすようにしています。

デスクワークの人は、大腰筋が縮んでしまうので、大腰筋のストレッチを習慣づけるとよいでしょう。猫背が気になる人は、手を上げて、大きく伸びをしてあげるとよいですね。

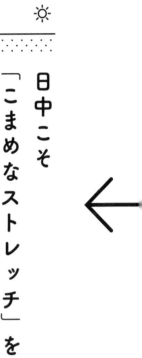

たとえ8時間睡眠が難しかったとしても

食事や運動は就寝4時間前には終え、早めに就寝に向けた準備をすることが大切です。私は寝る直前に、2分くらいの軽いストレッチを行っています。

睡眠時間について理想をいえば、夜10時には眠りについて、8時間は睡眠時間を取りたいところです。なかなか現実に8時間の睡眠は取れなくても、起きたままでも10時間くらいは睡眠と同じような「心や頭が過度に働いておらず、穏やかな状態」の時間をつくることが望ましいといえます。

具体的にどうするかというと、就寝前にはパソコン・スマホやテレビなどは、なるべく見るのをやめます。もちろん、仕事も切り上げてください。ゆったりとした音楽を聴いたり、静かに読書をしたりするなどの、穏やかな活動にとどめておくとよいでしょう。それだけでも、翌朝のスッキリ度が大違いのはず。

コラム 19

不調や病気が怖くなくなる!?「疾病利得《しっぺいりとく》」の話

突然ですが、「**疾病利得**」という言葉を知っていますか？　一般的には、病や不調によって、ご本人が得られる利益のことを言います。

実は、私のお客さんを見ていると、**この言葉に当てはまる方がちょくちょくいらっしゃる**んですね。

あるとき、旦那さんが運転する高級車で、いかにもゴージャスなご婦人が来院されたことがありました。旦那さんもいかにもリッチそうな方で、聞けば複数の会社を経営する社長さんなのだとか。

もちろん二人はお金持ちで、奥様はその援助を受けながら、彼女自身もアパレル事業を展開していらっしゃると聞いて、驚きましたね。

ご婦人は、長年悩まされている背中の痛みがあるとのことでした。彼女の主張によると、その痛みの原因は、10年前に受けた旦那さんからのDVのせいなんだと。旦那さんご本人がそばにいるにもかかわらず、このお話を勝ち誇ったように語るご婦人の表情が忘れられません……。


こうして語り直すと笑い話かのようですが、これはいたって真面目な話で、奥様は、「私は10年間ずっと、この痛みでつらい思いをしているのです」と私に訴えられます。

旦那さんとしては、奥様にそれを言われてしまっては、自分に非がある以上、逆らえません。奥様の事業を、金銭の援助をはじめ様々にサポートするだけではなく、普段は車の運転までしてあげている、というわけです。

なんとも奇妙な共存関係だなと思いました。

奥様としては、背中の痛みが消えてしまったら旦那さんを支配できないから、困るわけです。でも、痛みや不調も本当だから、それ自体は本当につらい。

一方で旦那さんのほうは、10年前の一度の過ちのせいで奥様の尻に敷かれ続けているけれど、そのことで2人の夫婦関係が維持されているのも確かなので、今さら引っくり返したいわけでもなさそう。

DVからの痛みが、まるでかすがいのようになって夫婦をつないでいるというお話……。

人によっては「なんて不幸な話」と眉をひそめるかもしれませんが、私自身は、こういうひねくれた関係は、決して嫌いではありません。実に人間くさいなあと思うからです。

人間は、時には自分の不調や病さえも利用する、案外、したたかな生き物なのかもしれませんね。

もし、ご自分の痛みや不調を深刻にとらえすぎそうになったときは、そんな話を思い出し、普段通りの余裕を取り戻していただけたらと思います。

おわりに

たとえ、今が大変でも大丈夫！明日が楽しみになるお話

本書を最後までお読みくださり、ありがとうございます。

えりすぐりのセルフケアの数々、お楽しみいただけましたか？

もちろんこの本は、決して標準医療を否定するものではありません。私は標準医療の力を信頼していますし、必要に応じて、その力を頼ることをお客様にも推奨しています。

が、最近多くの人が、自分の身体の不調を治すことを、安易に人任せにしているような気もしています。自分の力で治せる不調がたくさんあるにもかかわらず、皆さん、その自分の力に、なぜか気づいていない……。

その風潮に対しては、常日頃、「もったいないな」と感じているのです。

私に言わせれば、人間の身体ほど面白くて追求しがいのある研究対象はないの

ですから！

ある日突然、髪質がガラリと変わったお客様

ある印象的だったお客様の話をします。統合失調症の方が「肩こりが気になる」ということで通ってくださるようになりました。もともと剛毛なのか、逆立ったバリバリとした髪が印象的な方でした。

しかし、3回目くらいの施術から、この方の髪の毛が、急にきれいにまっすぐな髪になっていたんです！　ストレートパーマや縮毛矯正をかけたわけではないのに！

あくまで私の想像ですが、**施術を受けてメンタルが落ち着いたことで、文字通り髪の逆立ちが取れたんじゃないか**と思っています。これは私としても新しい発見でした。目の当たりにできて、うれしかったです。想像もつかない展開って、ワクワクしますからね。

それにしても、たった数週間で髪質がガラリと変わるなんて、いったい誰が想

像できます!?

ちょっとだけ哲学的なお話にお付き合いください

ここから、ちょっととんでもないことを話します。眉《まゆ》に唾《つば》をつけながら聞き流してもらって構いません。

私は、普段から本気でこう考えているのです。

「今、この瞬間の自分」と、「一瞬、先の自分」は、ちょっとだけ別人なのではないか、と。

とても極端な言い方をしますが、「今のあなた」と「次の瞬間のあなた」は、別人にもなり得るはずなんです。

だって、「今、これを読んでいる瞬間のあなた」と、「一呼吸を置いた後のあなた」は同じ自己同一性を保持しつつも、一瞬という時間を経た後の、ちょっとだけ年齢を重ねた別のあなたですよね。

あなたは、生まれてからずっとあなたでありながら、一瞬一瞬、ちょっとずつ変化して、別のあなたに成り代わりながら生きてきた。そうして、「現在のあなた」になりました。今後もあなたは、同一人物のまま、少しずつ違うあなたに変化していって、とはいえ完全な別人には成りきることなく、一生を終えます。

何が言いたいかというと、**「今」と「次の瞬間」では、すべてにおいて何かが変わっている。**そう、万物流転《ばんぶつるてん》です。

そしてそれは、**つまり何らかの変化は、常に必ず、あなたの心身にも起きているんですよ、**ということです。

要は、いつでも、どこからでも、私たちは、不調や悩みから解放される可能性のある瞬間を生きている。

私たちには無限の可能性があるんだ、とお伝えしたいのです。

施術や舞踏などを通して深く人体と向き合い続けてきた私からすると、多くの人の想像以上に、人体の可能性は無限大です。

あまりご自分のことを「私はこうだから」と決めつけすぎず（たとえば、疲れやすいから、もう年だから、太りやすいから、気にしいだから……などなど）、気楽に構えていただければと思います。それでも不調が気になったときは、本書の小ワザを一つでも試してみてください。あなたの身体は、必ず、何らかの返事を返してきてくれることでしょう。そんな会話を通して、ご自分の身体の変化、そして進化を実感していただければ幸いです。

私たちの身体は、私たち自身です。**私たちは、自分の身体の機能を思い切り使い切り、自分自身の人生を楽しむために生きている。**

そのことを、この本をきっかけに改めて思い出していただけたら、こんなに嬉しいことはありません。

小柳弎魄

た

体脂肪……196
疲れ目……128
低血圧……126
手首の痛み……78
天気痛……56
動悸……138
ドライアイ……156

な

寝違え……82
眠気……98
のどの痛み……204
乗り物酔い……100

は

歯ぎしり……214
肌のくすみ……172
肌のつや・潤い……176
鼻づまり……102
鼻水……102
冷え性……148
膝の痛み……70
貧血……140
二日酔い……106
不眠症……230
片頭痛……58
便秘……115
扁桃腺の痛み……86
ほうれい線……180

ま

耳鳴り……110
むくみ……174
目元のシワ……178
物忘れ防止……216

や

やる気が出ない……237
腰痛……66

不調別 さくいん

症状やその日の体調、目的などから引くことができるさくいんです。

あ

あがり症 ……134
足首の痛み ……80
アトピー肌のかゆみ……152
アンチエイジング……168
胃が重い……112
胃の痛み……64
イライラして落ち着かない……234
うつうつ気分……238
おでこの横線……182
お腹まわりのぜい肉……198

か

顔のたるみ……186
風邪の引きはじめ……206
肩こり……72
花粉症……146
ぎっくり腰……61
逆流性食道炎……161
緊張しやすい……134
くちびるを引き締める……188
首のシワ……184
首のコリ・痛み……93
血糖値……209
下痢（急にやってきたとき）……118
腱鞘炎……222
高血圧……212
口臭……158
声枯れ……121
小顔……190
股関節の痛み……88
心のざわつき、不安感……232
五十肩……90
こむら返り……76

さ

歯痛……74
しゃっくりが止まらない……108
集中できない……237
食欲コントロール……200
食欲不振 ……220
視力アップ……154
睡眠不足……98
頭痛（コリによるもの）……54
ストレス……228
咳が止まらない……104
全身の疲れ……132
ぜん息……150

小柳弐魄（こやなぎ・にはく）

本名：小柳正貴。身体均整師、鍼灸師、手技療法家、ボディデザイナー。一般社団法人身体均整師会理事、会長。長崎県出身。

18歳のとき、表現（アート）を志し上京。舞踏集団「大駱駝艦」のメンバーとして舞台、映画などで活躍するも、稽古中の足首の故障により芸能の道を断念。しかし、そのときの治療をきっかけとして、身体均整法と出合う。舞踏を志していたときから持ち続けていた「人間の身体」そのものへの興味から、身体均整法学園、東京医療専門学校、上海中医薬大学、東洋医療臨床技術大学校アカデミー……などで身体についての学びを深め、古今東西の治療文化から、手技療法の可能性を追求してきた。

2008年に東京・落合南長崎に、自身の施術所である「伊良林鍼灸均整院-AFINA-」を開院。以来、施術してきた人数は1万5000人を越える。臨床のかたわら、後進の育成にも注力しており、身体均整法学園や医学部での講義やセミナーを、毎年250回のペースで開催、これまで1万人を越えるセラピストを育成してきた。現代語訳を担当した本に『脊髄反射的療法』（兒玉林平編著、身体均整会出版部）があるが、本書がはじめての著作となる。

伊良林鍼灸均整院-AFINA-

http://nihaku.com/

不調《ふちょう》が消《き》えて、身体《からだ》が整《ととの》う セルフケア大全《たいぜん》

2023年4月5日　第1刷発行

著者　小柳弐魄《こやなぎにはく》
発行者　佐藤靖
発行所　大和《だいわ》書房
〒112-0014
東京都文京区関口1-33-4
電話　03-3203-4511

ブックデザイン　吉村亮＋石井志保（Yoshi-des.）
イラスト　温泉川ワブ
編集協力　渡辺稔大
校正　くすのき舎
本文印刷　信毎書籍印刷
カバー印刷　歩プロセス
製本　ナショナル製本
編集　荻田真理子

ISBN978-4-479-78583-5